Best of Therapie

Mit „Best of Therapie" zeichnet Springer die besten Masterarbeiten aus den Bereichen Ergotherapie, Logopädie und Physiotherapie aus. Inhalte aus den etablierten Bereichen der Therapiewissenschaft, Pädagogik, des Gesundheitsmanagements und der Grundlagenforschung finden hier eine geeignete Plattform.

Die mit Bestnote ausgezeichneten Arbeiten wurden durch Gutachter empfohlen und behandeln aktuelle Themen rund um die Therapiewissenschaften im Gesundheitswesen.

Die Reihe wendet sich an Praktiker und Wissenschaftler gleichermaßen und soll insbesondere auch Nachwuchswissenschaftlern Orientierung geben.

Mariana Gnadt

Steigern des Niveaus in der Verbzweitstellungs-therapie

Eine Untersuchung zum Steigerungsverhalten bei spracherwerbsauffälligen Kindern

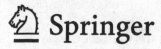

Mariana Gnadt
Hamburg, Deutschland

Masterarbeit, Europäische Fachhochschule, Rostock (EUFH med), 2014

Best of Therapie
ISBN 978-3-658-15422-6   ISBN 978-3-658-15423-3   (eBook)
DOI 10.1007/978-3-658-15423-3

Die Deutsche Nationalbibliothek verzeichnet diese Publikation in der Deutschen National-
bibliografie; detaillierte bibliografische Daten sind im Internet über http://dnb.d-nb.de abrufbar.

Gedruckt auf säurefreiem und chlorfrei gebleichtem Papier

Springer ist Teil von Springer Nature
Die eingetragene Gesellschaft ist Springer Fachmedien Wiesbaden GmbH
Die Anschrift der Gesellschaft ist: Abraham-Lincoln-Strasse 46, 65189 Wiesbaden, Germany

Institutsprofil

Logopädisches Institut für Forschung

Das Logopädische Institut für Forschung (LIN.FOR) ist das einzige logopädische Forschungsinstitut Deutschlands. Strukturell ist es als In-Institut am Fachbereich Angewandte Gesundheitswissenschaften an der Europäischen Fachhochschule (EUFH) angebunden. Die Idee der Gründung des LIN.FOR wurde im Zuge der sich abzeichnenden Modellphase zur hochschulischen Ausbildung der Logopädie (siehe Modellklauselgesetz 2009) im Sommer 2007 entwickelt. Es bestand an der EUFH der Wunsch, neben der Etablierung von Studiengängen die wissenschaftliche Grundlegung der Logopädie durch die Generierung eigener Forschung zu fördern. Der Forschungsauftrag des LIN.FOR ist in der Satzung von Oktober 2007 niedergelegt: der vorrangige Forschungsauftrag besteht in der wissenschaftlichen Untermauerung des logopädischen therapeutischen Handelns. Unter dem Schlagwort „Evidenzbasierung" werden Wirksamkeitsstudien für neu entwickelte Sprachtherapien durchgeführt. Darüber hinaus wird experimentelle Therapieforschung betrieben, in der Einflussfaktoren auf die Wirksamkeit von Therapien untersucht werden.
Heute werden, eingebettet in ein Netzwerk von über 100 kooperierenden logopädischen Praxen, logopädische Therapien neu entwickelt, in Machbarkeitsstudien und unter optimalen Bedingungen in den Interaktionslaboren des LIN.FOR erprobt und anschließend im therapeutischen Alltag unter wissenschaftlicher Begleitung auf ihre Alltagstauglichkeit geprüft.

Das LIN.FOR steht für einen hohen wissenschaftlichen Anspruch in Theorie und Empirie in der logopädischen Therapieforschung. Dies wird in die Studiengänge der EUFH getragen, so dass die Studiengänge am Fachbereich die therapeutische Praxis mit neuen wissenschaftlichen Erkenntnissen sowie einer qualitativ hochwertigen Ausbildung methodisch-theoretischen Wissens kombinieren. Die Teilnahme an der angewandten Forschung des LIN.FOR ist für die Studierenden möglich und selbstverständlich. Umrahmt von den fachlich hochwertig ausgewiesenen Professorinnen der Logopädie am Fachbereich wird der Theorie-Praxis-Transfer im Studium erlebbar und Wissenschaft wird greifbar und zu einem realen Handlungsfeld der Studierenden. Dementsprechend wird am LIN.FOR Nachwuchsförderung groß geschrieben. Wissenschaftliche Karrieren der Zukunft tun hier ihre ersten Schritte und werden von den Professorinnen in die Qualifikationsphasen Promotion und Post-Doc-Phase begleitet.

Geleitwort

Die Therapie der Verbzweitstellung ist ein zentrales Gebiet in der Kindersprachtherapie. Die ausbleibende Verbstellungsentwicklung des Hauptsatzes gilt als schwerstes Störungsbild in der Grammatikentwicklung, so dass Forschung und Therapieentwicklung hier seit 20 Jahren einen Schwerpunkt setzen. Die Arbeit von Frau Mariana Gnadt untersucht dieses wichtige Gebiet der Kindersprachtherapie unter dem Gesichtspunkt, wie betroffene Kinder durch den Erwerbsweg begleitet werden. Ein wesentliches Element dabei ist das Steigern von Anforderungen an das Kind. Frau Gnadt zentriert ihre theoretischen Auslegungen und auch ihre empirische Untersuchung auf das Konstrukt Steigern. Sie stellt heraus, dass die logopädische und sprachtherapeutische Forschung wenig strukturelle Leitlinien bisher entwickeln konnte, wie und nach welchen Kriterien Steigern in der Grammatiktherapie sinnvoll ist. Dementsprechend schließt sie als Vorstudie eine Befragung an, in der sie den Status Quo erhebt. Die Hauptstudie der Arbeit beschäftigt sich mit der Ableitung und Erprobung theoretisch und methodisch begründeter Steigerungskriterien für die im Titel der Arbeit genannte Therapie aus dem DYSTEL-Projekt (DYSTEL = Dysgrammatismusmtherapie – Effektivität und Lernkurven).

In der Vorstudie wurden 104 LogopädInnen und SprachtherapeutInnen danach befragt (Rücklauf 37 Fragebögen), nach welchen Kriterien sie in der Grammatiktherapie Steigerungen vornehmen. Es zeigte sich, dass die hauptsächliche Steigerungsform darin bestand, dass das Kind in der Produktion eine bestimmte (trainierte) Struktur nun sicher zeigte (in der Regel werden 80% korrekte Produktionen erwartet). Die Befragten gaben damit an, dass sie mit der Steigerung warten, bis sich Routine eingestellt hat. Dieses recht lange Abwarten wird in der Hauptstudie in Frage gestellt (den Maßgaben des DYSTEL-Projektes folgend), indem Frau Gnadt theoretisch ableitet, dass ungestörte Kinder dynamisch und weniger stufenweise mit zwischenzeitlich nachweisbaren Routinen diesen komplexen Erwerbsschritt durchlaufen. In der Hauptstudie werden Steigerungskriterien gebündelt, so dass nach qualitativen und nicht nach quantitativen Kriterien gesteigert wird. Hieraus entsteht eine starke Dynamik, die es den teilnehmenden Kindern ermöglicht, ein nahezu ungestörtes Erwerbstempo für diesen Entwicklungsschritt zu entwickeln. Sie belegt durch Prä-Posttestvergleiche (Prätest 1 Woche vor Therapiebeginn, Posttest eine Woche nach Therapieende) und ein ergänzendes Follow up (drei Monate nach Posttest), dass die Steigerungsanforderungen von den Kindern aufgenommen werden und sich Routine von allein einstellt, ohne dass therapeutische Begleitung dafür notwendig ist. Ebenfalls zeigt sich, dass kein Kind Rückschritte macht, so dass das Steigern nach qualitativen Kriterien als Konzept belegt werden kann. Sie widerspricht damit der therapeutischen Tradition, die das oben erwähnte 80%-Kriterium bevorzugt.

Frau Gnadt bewegt sich in einem Forschungsumfeld, welches durch die sich in diesen Jahren findende logopädische Wissenschaftsdisziplin von vielen Umbrüchen gekennzeichnet ist. Die bereits entstandenen Ergebnisse der Therapieforschung stellen viele therapeutische Traditionen in Frage. Dies in einer Masterarbeit konsequent anzugehen und umzusetzen, kann als herausragende Leistung bewertet werden. Frau Gnadt konnte im Rahmen der Grunddenkweise, die das DYSTEL-Projekt vorgab, eine selbstständige hervorragende Eigenleistung in einem eigenen Teilprojekte zeigen. Die Ergebnisse sind sowohl für die zukünftige Therapieforschung als auch für die Praxis von großer Bedeutung. Es ist Frau Gnadt sehr zu wünschen, dass die in ihrer Masterarbeit gewonnenen Erkenntnisse auf eine große Leserschaft treffen und so die Wahrnehmung bekommen, die sie verdient haben.

Gutachterin: Prof. Dr. Julia Siegmüller

Vorwort

Diese Arbeit beschäftigt sich mit der Entwicklung, Pilotierung und Evaluation eines theoriegeleiteten Steigerungssystems für den Erwerb der Verbzweitstellung auf der Grundlage des DYSTEL-Konzeptes.

Anhand zweier empirischer Studien wird mittels einer Befragung von Sprachtherapeutinnen der Status Quo zum Steigern syntaktischer Therapien erhoben und analysiert, auf Basis welcher theoretischen Modelle effektive Steigerungskriterien entwickelt werden können. Auf der Grundlage des Emergenz- und des Finitheitsmodells werden entwicklungsorientierte und strukturelle Kriterien abgeleitet, anhand derer spracherwerbsauffällige Kinder in die frühe produktive Erprobungsphase hinein begleitet werden.

Die Ergebnisse zeigen, dass die untersuchten Kinder die Etablierung neu gewonnener struktureller Kompetenzen nach der Auslösung des jeweiligen Entwicklungsprozesses eigendynamisch bewältigen können. Während der Erwerbsbeginn durch Instabilität und geringe Flexibilität gekennzeichnet ist, setzen sich im Verlauf zielsprachliche, flexible Strukturen durch.

Der theoriegeleitete Vorschlag zur Steigerung der Verbzweittherapien unterscheidet sich mit der Ausrichtung am entwicklungsdynamischen Fähigkeitsprofil der Kinder von den aktuell in der Praxis zugrunde gelegten Maßstäben. Es wäre wünschenswert, dass Steigerungen zukünftig stärker untersucht werden und die Erkenntnisse den Weg in die Praxis finden, da sie eine wichtige Grundlage für die Anpassung der Therapieinhalte an die Fähigkeiten des Patienten bilden.

Mariana Gnadt

Inhaltsverzeichnis

Abbildungsverzeichnis

Tabellenverzeichnis

Abstract

Die vorliegende Arbeit beschäftigt sich mit der Entwicklung, Pilotierung und Evaluation eines theoriegeleiteten Steigerungssystems für den Erwerb der Verbzweitstellung auf der Grundlage des DYSTEL-Konzeptes. Zu Beginn wird den Fragen nachgegangen, welche Steigerungskriterien in der sprachtherapeutischen Literatur beschrieben sind und wie innerhalb syntaktischer Therapien derzeit in der Praxis gesteigert wird.

Die Arbeit beinhaltet zwei empirische Studien. Ziel der ersten Untersuchung ist die Erhebung des Status Quo durch die Befragung von Sprachtherapeutinnen. In der zweiten empirischen Untersuchung wird analysiert, auf Basis welcher theoretischen Modelle und Entwicklungsparameter Steigerungskriterien entwickelt werden können, mittels derer ein Beitrag dazu leisten kann, die Effektivität der Therapie zu erhöhen. Auf der Grundlage des Emergenz- und des Finitheitsmodells werden entwicklungsorientierte und strukturelle Kriterien abgeleitet, anhand derer spracherwerbsauffällige Kinder in die frühe produktive Erprobungsphase hinein begleitet werden.

Die Ergebnisse zeigen, dass die untersuchten Kinder die Etablierung und Stabilisierung neu gewonnener struktureller Kompetenzen nach der Auslösung des jeweiligen Entwicklungsprozesses eigendynamisch bewältigen können. Dieser Prozess erfordert jedoch Zeit, die ihnen zugestanden werden sollte. Während der Erwerbsbeginn durch Instabilität, geringe Flexibilität und die Produktion von Übergangsstrukturen gekennzeichnet ist, setzen sich im Verlauf immer stärker zielsprachliche und flexible Strukturen durch.

Der theoriegeleitete Vorschlag zur Steigerung der Verbzweittherapien unterscheidet sich mit der Ausrichtung am Fähigkeitsprofil der Kinder und entwicklungsdynamischen Grundsätzen grundlegend von den aktuell in der Praxis zugrunde gelegten handlungsorientierten und erfahrungsbasierten Maßstäben. Es wäre wünschenswert, dass Steigerungen in zukünftigen Wirksamkeitsstudien stärker untersucht werden und die Erkenntnisse den Weg in die Praxis finden, da sie die eine wichtige Grundlage für die Anpassung der Therapieinhalte an die Fähigkeiten des individuellen Patienten bilden.

Schlüsselwörter

Theoriegeleitetes Steigerungssystem - Therapie der Verbzweitstellung - DYSTEL-Projekt - Emergenzmodell - Entwicklungsperspektive - Finitheitsmodell - Instabilität - eigendynamische Etablierung

1 Einleitung

Der logopädische Alltag wird durch den Anspruch der möglichst optimalen Patientenversorgung bestimmt. Sackett (1997) fordert den gewissenhaften Gebrauch der gegenwärtig besten wissenschaftlichen Evidenz für behandlungsbezogene Entscheidungen. Darüber hinaus gibt Duchan (2004) zu bedenken, dass Entstehungsannahme, Diagnostik und Therapie der Logik eines einheitlichen und bewussten theoretischen Interpretationsrahmens folgen sollten. Die Aufgabe der jeweiligen Therapeutin[1] besteht darin, ihre eigenen theoretischen Annahmen zu entwickeln, diese mit Modellvorstellungen der Literatur abzugleichen und darauf basierend die gegenwärtig beste Evidenz auszuwählen. Während der Behandlung sind zudem dynamische Zieldefinitions- und individuelle Anpassungsprozesse an die Fähigkeiten und Lernfortschritte des Patienten erforderlich (Dollaghan, 2007 & Grötzbach, 2011). Unklar ist jedoch, anhand welcher messbaren Kriterien Steigerungen und Anpassungen an dessen Entwicklungsniveau vorgenommen werden können. Es ist zu überlegen, welche Art von Kriterien sich eignen und wie diese konzipiert sein müssen, damit sie kongruent mit dem zugrunde gelegten theoretischen Rahmen sind.

Viele kindersprachtherapeutische Methoden sind bisher wenig transparent und systematisch. Sie beziehen sich auf unterschiedliche Merkmale und Kriterien, so dass es in der Praxis oft zu methodischen Kombinationen kommt und die Handlungsausrichtung eher pragmatischer Natur ist (Füssenich, 1999). Hinter der Vielfalt kindersprachtherapeutischer Ansätze stehen nach Meinung von Weinert (2002) unterschiedliche theoretische Vorstellungen und Annahmen darüber, wie Kinder Sprache erwerben. Baumgartner (2008) kritisiert, dass die Spracherwerbstheorien aktuell zu lückenhaft sind und die entscheidenden Einflussfaktoren nicht vollständig und systematisch abgebildet werden. Auch wenn sich dies mit Weinerts Kritik (2002) deckt und ihrer Meinung nach eine integrative, allgemein akzeptierte Theorie des ungestörten Erwerbs sowie ein Entwicklungsmodell der Entstehung und alterstypischen Veränderung bei Spracherwerbsstörungen fehlen, bedeutet dies nicht, dass therapeutisches Handeln auf subjektiven Einschätzungen basieren muss. Die Untersuchung gestörter Erwerbsverläufe kann Aufschluss über wichtige Variablen und Entwicklungsmechanismen geben. Therapeutische Bemühungen sollten trotz der Wissenslücken weder beliebig sein, noch subjektiven Überzeugungen sowie Einschätzungen folgen, sondern auf theoretisch und praktisch bedeutsamen wissenschaftlichen Erkenntnissen aufbauen (Weinert, 2002). Auch Siegmüller (2014) befürwortet die theoretische Einbettung therapeutischen Han-

---

[1] Aus Gründen der Vereinfachung und besserer Lesbarkeit wird in dieser Arbeit ausschließlich die weibliche Form verwendet. Männliche Therapeuten sind gleichermaßen einbezogen.

delns. Sie fordert, Therapie nicht nur als Handwerk zu verstehen und unterstreicht die Notwendigkeit, aus logopädischer Forschung heraus wissenschaftliche Erkenntnisse zu erbringen. Die Qualität einer Behandlung hängt derzeit stark vom Wissen und der Einstellung der behandelnden Therapeutin ab (Siegmüller, 2014a). Obwohl das Anpassen des therapeutischen Handelns an die sich verändernden Fähigkeiten des Patienten eine zentrale Rolle in der Therapieplanung und -durchführung spielt (Dollaghan, 2007; Beushausen & Grötzbach, 2011), findet es in der Forschung im Grunde keine Berücksichtigung.

Außerdem liegen bisher nur wenige Evidenzen für die Wirksamkeit kindersprachlicher Therapieansätze vor (Motsch, 2004; Watermayer & Kauschke, 2009; Buschmann & Jooss, 2012; Siegmüller et al., 2010; Siegmüller, 2013). Problematisch erscheint, dass Steigerungen, die einen entscheidenden Einfluss auf die Effektivität einer Therapie nehmen dürften, weder genau beschrieben noch systematisch untersucht wurden. Von den Forscherinnen eventuell zugrunde gelegte, implizite Annahmen und Kriterien werden nicht transparent gemacht, so dass sie in der Praxis nicht zur Anwendung kommen können.

In dieser Arbeit wird der Versuch unternommen, bisher beschriebene sprachtherapeutische Steigerungsempfehlungen aus der Literatur zu bündeln, diese auf ihren Theoriebezug hin zu untersuchen und Kriterien für die Therapie der Verbzweitstellung zu entwickeln. Um Duchans Forderungen nach einem kongruenten Interpretationsrahmen nachzukommen, müssen sich die Spracherwerbsannahmen, die therapeutischen Maßnahmen und die zu entwickelnden Steigerungskriterien im gleichen theoretischen Denkmodell bewegen.

Neue sprachliche Fähigkeiten entstehen durch die Interaktion von biologisch angelegten Prädispositionen und Umweltreizen (Hollich et al., 2000). Sprachgesunde Kinder entnehmen dem Input spracherwerbsrelevante Informationen und entwickeln daraus aktiv neue sprachliche Fähigkeiten (Hirsh-Pasek & Golinkoff, 1996). Sich aus frühen Prozessen herauszulösen und auf eine höhere Stufe zu begeben, bereitet Kindern mit Sprachentwicklungsstörungen Schwierigkeiten (Evans, 2001). Die Dynamisierung des stabilen, aber unflexiblen Sprachsystems ist die Zielsetzung der am Emergenzmodell ausgerichteten Sprachtherapie (Siegmüller & Kauschke, 2006).

Die *Dysgrammatismustherapie - Effizienz und Lernkurven* (DYSTEL; Siegmüller, 2013), die seit 2012 am *Logopädischen Institut für Forschung* (LIN.FOR) entwickelt und evaluiert wird, basiert auf dem *Patholinguistischen Therapieansatz* (PLAN; Siegmüller & Kausche, 2006). Sie ist jedoch konsequenter an den theoretischen Annahmen des Emergenzmodells (Hirsh-Pasek et al., 1999; Hollich et al., 2000; Evans, 2001; Evans, 2007) ausgerichtet als das Originalkonzept. Da die Autoren des Emergenzmodells nicht näher beschreiben, welche Inputanteile sie als Entwicklungsauslöser für die Strukturentwicklung der Verbzweitstellung annehmen, wird zusätzlich auf die Erwerbstheorie von Jordens (Jordens & Dimroth, 2003; Jordens, 2012) zurückgegriffen, die in ihren Grundannahmen gut mit denen des Emergenzmodells harmoniert (Siegmüller, 2013). Durch das Stufenmodell wird nachvollziehbar, in welchen Teilschritten das sprachgesunde Kind syntaktische Strukturen entwickelt. Jordens geht von einer aktiven Rolle des Kindes aus, das anhand pragmatischer, semantischer und funktionaler Informationen verschiedene Äußerungsstrukturen entwickelt (Jordens, 2012). Im Rahmen einer Machbarkeitsstudie haben Siegmüller und Kolleginnen eine positive Wirksamkeit des Therapieansatzes ermittelt. Die sprachentwicklungsauffälligen Kinder haben für die Auflösung der Stagnation und den Erwerb der Verbzweitstellung nur eine geringe Sitzungsanzahl von durchschnittlich 17 Therapieeinheiten benötigt (Neumann et al., 2013). Sie profitieren somit offensichtlich von der theoriegeleiteten, spezifischen und individuellen Therapie. Die Kombination der theoretischen Modelle erscheint ebenso wie die Übertragbarkeit der Theorien der ungestörten Entwicklung auf den Erwerb bei Sprachentwicklungsstörungen erfolgreich (Siegmüller, 2013). Das DYSTEL-Projekt eignet sich somit gut als Basis für die bisher fehlende Beschreibung und Untersuchung transparenter Steigerungskriterien.

In dieser Arbeit wird zu Beginn dargestellt, welche erwerbstheoretischen Aspekte die Grundlage für die Entwicklung syntaktischer Steigerungskriterien bilden. Neben dem Stufenmodell des Verbzweiterwerbs von Jordens (2012) werden grundlegende emergenzbasierte Erwerbsfaktoren skizziert. Daran knüpfen die Ausführungen zu den Steigerungsvorgaben aus der Literatur an, die mit den theoretischen Forderungen abgeglichen werden und in die Fragestellungen sowie Hypothesen münden.

Die Arbeit beinhaltet zwei empirische Studien (vgl. Anhang 1). Das Ziel der ersten Studie ist die Erfassung des Steigerungsverhaltens von Sprachtherapeutinnen hinsichtlich der Ebenen und Kriterien zur Steigerung phonologischer und syntaktischer Therapien. Die Befragung dient dem Abbilden eines aktuellen IST-Zustandes und der Interpretation, in welcher Weise und welchem Umfang das Steigerungsverhalten von theoretischen Annahmen beeinflusst wird.

Die zweite empirische Studie befasst sich mit der Entwicklung, Pilotierung und Evaluation eines Steigerungssystems für den Erwerb der Verbzweitstellung auf der Grundlage des DYSTEL-Konzepts. Da das Kind eine aktive Rolle im Spracherwerb einnimmt (Hirsh-Pasek & Golinkoff, 1996), sollten ihm Zeiten der Erprobung eingeräumt und zugestanden werden. Eine therapeutische Begleitung des Kindes bis zur vollständigen Etablierung neuer Fähigkeiten lässt sich nicht mit diesem Entwicklungsverständnis vereinbaren. Derzeit ist jedoch weitgehend unklar, in welchem Stadium und aufgrund welchen sprachlichen Verhaltens ein Kind in eine eigenständige Etablierungsphase geschickt werden kann. Daher wird nach Erwerbsparametern gesucht, die darauf hinweisen, dass sich das Kind produktiv auf eine neue Verarbeitungsebene begibt. Es wird analysiert, wie sich die spontansprachlichen Fähigkeiten der teilnehmenden Kinder vom Zeitpunkt der Auslösung eines Entwicklungsschrittes bis zur Nachhaltigkeitsuntersuchung drei Monate später verändern. Abschließend folgt die Diskussion dieser Ergebnisse vor dem Hintergrund der theoretischen Vorgaben und Forderungen, bevor die Arbeit mit schlussfolgernden Empfehlungen zur zukünftigen Ableitung und Anwendung theoriebezogener Steigerungskriterien endet.

2 Theorie

Wie einleitend erläutert, ist das Ziel dieser Arbeit die Entwicklung und Untersuchung theoriebezogener Steigerungskriterien für die Behandlung der Verbzweitstellung. Für den Entwurf geeigneter Kriterien ist es erforderlich, den theoretischen Rahmen festzulegen und zu ermitteln, wie Steigerungskriterien bisher therapiemethodisch umgesetzt wurden.

2.1 Die Entwicklung der Verbzweitstellung

Für die Ableitung der Steigerungskriterien sind neben strukturellen Informationen zum Verbzweiterwerb theoretische Elemente relevant, anhand derer sich die Dynamik, Perspektive und der Entwicklungsverlauf neuer Strukturen nachvollziehen lassen. Da sich diese Elemente am besten im Emergenzmodell (Hirsh-Pasek et al., 1999; Hollich et al., 2000; Evans, 2001; Evans, 2007) wiederfinden lassen, werden die Entwicklungsannahmen auf der Grundlage dieses theoretischen Modells ausgeführt. Außerdem wird skizziert, in welchen Teilschritten sich der Erwerb der Verbzweitstellung nach dem Finitheitsmodell von Jordens vollzieht (Jordens & Dimroth, 2003; Jordens, 2012; Jordens, 2013).

2.1.1 Entwicklungsperspektive

Vertreter des Emergenzmodells gehen davon aus, dass der Spracherwerb das Ergebnis der Interaktion des Kindes mit seiner Umwelt ist (Hollich et al., 2000). Auf kindliche Sprachverarbeitungsfähigkeiten treffen entwicklungsauslösende Informationen, die zur Entstehung neuer Fähigkeiten führen (Hirsh-Pasek et al., 1999).

Im Zuge eines dynamischen Selbstorganisationsprozesses werden die sprachlichen Charakteristika vom Kind gefiltert, statistisch ausgewertet und in das Verarbeitungssystem integriert, wodurch innerhalb eines bestimmten Zeitfensters ein Veränderungsimpuls in Gang gesetzt wird, der zur Entstehung neuer sprachlicher Ausdrucksmöglichkeiten verhilft (Gershkoff-Stowe & Thelen, 2004).

Spracherwerb wird demnach nicht als klassischer, von außen initiierter Lernvorgang, sondern als nicht-linearer Prozess verstanden, aus dem durch die Integration verschiedener Informationen neue Fähigkeiten hervorgehen:

> *Language is not 'learned' in any traditional sense, where learning means a transparent mapping of environmentally-given information. Likewise, language does not simply evolve out of biological, programmatic instructions. Instead, this view allows that multiple sources of information (both in the input and in the biological prerequisites) compel the process in a nonlinear,*

non-additive fashion. This thereby combines aspects of both nativist and constructivist theories. In the same sense, language development can be seen as being composed of many different components. It is only when words, grammar, socialinteraction, environmental cues and a biologically appropriate substrate "act together" that the child can be said to "truly" construct grammar, in the fullest sense (Hollich et al., 2000: 13).

Sprachgesunde Kinder filtern aus dem Input alle für den Spracherwerb notwendigen Informationen heraus. Sie verfügen über die Fähigkeit, nicht alle Inputinformationen gleichzeitig, sondern erwerbsrelevante Anteile je nach Entwicklungsphase fokussiert zu verarbeiten (Hirsh-Pasek & Golinkoff, 1996).

Neue Strukturen entstehen dabei nicht von einem Moment auf den nächsten. Entwicklungsprozesse erfordern eine gewisse Zeitspanne, wie das nachfolgende Zitat unterstreicht:

Current theories of word acquisition that emphasize either environmental or nativisitic approaches provide only snapshots of learning at different points in developmental time. In the emergentist coalition model, these snapshots are integrated in a theoretical model that takes change over time seriously (Hirsh-Pasek et al., 2004: 3).

Der Anfang jedes Entwicklungsprozesses ist durch Fehler, Instabilität und eine eingeschränkte Variabilität gekennzeichnet (Gershkoff-Stowe & Thelen, 2004). Eine wiederkehrende, gleichförmige und zu Beginn unflexible Struktur markiert möglicherweise eine neue Kompetenz, die es im weiteren Schritt zu erproben, zu flexibilisieren und zu etablieren gilt. Instabilität wird daher nicht als etwas Rückschrittiges, sondern als positiver Marker für Veränderung und das Herauslösen aus einer alten Stufe interpretiert (Gershkoff-Stowe & Thelen, 2004). *Development ... is the evolution of a system, from an initially unstable starting point to higher and higher levels of organization, successive stable attractors (Hollich et al., 2000: 15).* Es folgt der Fortschritt hin zu stabilen und zunehmend komplexeren Systemen (Gershkoff-Stowe & Thelen, 2004).

Neue Fähigkeiten und Formen stimmen mit etablierten Strukturen nicht mehr überein und führen zum Konflikt im Kind. Dadurch kommt es zur stetigen Verbesserung mit echten Wissensunterschieden zwischen dem früheren und späteren Verhalten. Abstraktere, flexiblere und konzeptuell bessere Formen sind das Ergebnis (Gershkoff-Stowe & Thelen, 2004; Evans, 2001; Evans, 2007). Kleine situative Veränderungen einer oder mehrerer Komponenten können in den Erprobungsphasen zur Instabilität des Verarbeitungssystems führen. Diese Komponenten hätten zu einem anderen,

stabileren Zeitpunkt womöglich keine erschütternde Wirkung (Gershkoff-Stowe & Thelen, 2004).

2.1.2 Entwicklungsprozess bei spezifischen Sprachentwicklungsstörungen

Während in Spracherwerbstheorien zumeist kompetenzorientiert dargestellt wird, welche Fähigkeiten ein Kind zu welchem Zeitpunkt besitzen sollte, geht es in den Theorien
über Sprachentwicklungsstörungen um die Fragen, wie diese Kinder Sprache erwerben und wie Vorhersagen sowie Zielsetzungen für die Therapie aussehen können
(Evans, 2001).

Kinder mit Sprachentwicklungsstörungen können im Gegensatz zu den sprachgesun-
den Kindern erwerbsrelevante Informationen nicht allein aus ihrem Umgebungsinput
filtern. Damit im auffälligen Spracherwerb neue Strukturen entstehen können, werden
die zu schwachen Fähigkeiten des Kindes durch die Verstärkung des Inputs ausgegli-
chen (Evans, 2001; Bishop, 2000; Siegmüller, 2013). Stabile, nicht mehr altersgerechte, unflexible Muster werden durch neue Reize in eine Instabilität überführt (Evans,
2007).

Zeigt sich innerhalb der kindlichen Äußerungsstrukturen eine gewisse Variabilität, erhält die behandelnde Therapeutin wertvolle Informationen über die jeweils vorhandene
Repräsentationsstärke. Sichtbar wird der Wechsel zwischen zwei Fähigkeitsebenen,
der die Weiterentwicklung des Kindes markiert (Evans, 2001). Neue Strukturen, die zu
Konflikten im Kind führen, sind zu Erwerbsbeginn noch wenig spezifiziert und die neu-
ronalen Verbindungen sind weniger reichhaltig verknüpft (Evans, 2001). Umweltbedin-
gungen, zunehmende Verarbeitungsanforderungen, Ausdrücke mit neuen Inhalten und
Ermüdungserscheinungen können neben anderen Einflussfaktoren in diesem Entwicklungsstadium ursächlich dafür sein, dass Kinder zeitweise Charakteristika einer bereits
verlassenen Stufe zeigen. Sie gehen in solchen Momenten auf ältere, stabilere Ebenen
zurück (Evans, 2001; Evans, 2007). Neue Strukturen aufrechtzuerhalten ist für Kinder
mit Sprachentwicklungsstörungen deutlich aufwändiger als der Gebrauch vertrauter
Strukturen (Evans, 2001). Je stabiler eine Struktur angelegt und produktiv erprobt ist,
desto schneller aktivier-, wiederholbar und robuster ist sie gegenüber extrinsischen
Faktoren, die Einfluss auf den Entwicklungsprozess nehmen (Gershkoff-Stowe & Thelen, 2004). Diese neu gewonnene Stabilität setzt Energie für weitere Entwicklungsschritte frei (Evans, 2001).

2.1.3 Kompetenz und Performanz

Auch die Bedeutungen von Kompetenz und Performanz sind für das Verständnis der
Verbzweitentwicklung bedeutsam. Unter Kompetenz wird das unbewusste, idealisierte

Sprecherwissen über komplexe Regel- und Constraintsysteme zur Differenzierung grammatischer und ungrammatischer Sätze verstanden (Evans, 2001). Als Performanz werden hingegen konkrete, individuelle, aktuell stattfindende Sprechereignisse bezeichnet (Bußmann, 2008; Evans, 2001).

Beide Begriffe beziehen sich jedoch auf kontextfreie, statische Modelle und wurzeln in der Theorie des normalen Spracherwerbs (Evans, 2001). Die Vertreter des Emergenzmodells geben an, dass Kompetenz und Performanz ähnlich wie Umweltfaktoren und angeborene biologische Prädispositionen nicht konkurrierend, sondern integrativ verstanden werden sollten. Das unbewusste, mentale Wissen über Sprache wird als Bedingung für die Umsetzung im Kontext verstanden (Evans, 2001; Evans, 2007). Kompetenz und Performanz lassen sich deshalb nicht trennen, da sich die Kompetenz erst in der tatsächlichen Ausführung zeigt (Evans 2001; Evans, 2007). Die Sprachverwendung und damit konkrete individuelle Sprecherleistung ist zu keinem Zeitpunkt unabhängig vom Kontext (Evans, 2001). Extrinsische Faktoren können dazu führen, dass bei neuen Kompetenzen die tatsächliche und flexible Ausführung eingeschränkt bleibt, bis die Fähigkeit stabiler ist und sich Strukturen später in jeglichen Situationen zeigen. Erste, noch instabile und unflexible Strukturen müssen sich folglich über einen gewissen Zeitraum etablieren, bevor sie in jeglichen Kontexten und Situationen ausgeformt sind.

> *We must switch to a wide angle lens attached to a movie camera to assemble the snapshots into a developmental story that is dynamic and incorporates the multiple influences that actually impinge on human organisms. (...) Selective attention to multiple inputs preserves a place for constraints or principles models while supporting development and change in those principles over time. Principles have some foundation at the outset, but are not fully formed. They are emergent. In this emergent quality lies the potential for looking at and understanding change (Hirsh-Pasek et al., 2004: 32).*

Es kann geschlussfolgert werden, dass aus dieser theoretischen Perspektive heraus eine erste, strukturell neue Äußerung die produktive Entwicklung dieser Struktur markiert, die der Entwicklungslogik folgend zu Beginn instabil und unflexibel erscheint und erst im Laufe der Zeit ausdifferenziert und dadurch zunehmend performant wird.

Durch Beobachtungen über einen längeren Zeitraum wird die Erfassung der Entwicklungsdynamik und damit des individuellen Fähigkeitsspektrums möglich. Tritt eine Fähigkeit nicht in Erscheinung, auch wenn der Kontext die Äußerungsstruktur erlaubt, ist sie entweder noch nicht angelegt oder noch nicht hinreichend ausdifferenziert. Korrekte

Produktionen entstehen nicht allein aus der Kompetenz heraus, sondern sind als Produkt multipler in- und externer Verarbeitungsprozesse zu verstehen (Gershkoff-Stowe & Thelen, 2004).

2.1.4 Theoretisches Modell des Verbzweiterwerbs

Der Erwerb der Verbzweitstellung kennzeichnet in der unauffälligen Sprachentwicklung im Alter zwischen 2;0 - 3;0 Jahren den Abschluss des syntaktischen Hauptsatzerwerbs (Penner & Kölliker Funk, 1998). Für diesen Erwerbsprozess lassen sich der Literatur drei linguistische Theorien entnehmen. Clahsen et al. (1996; Clahsen, 1988) nehmen einen Zusammenhang zwischen der Entwicklung der Verbflexion und der Verbbewegung in die zweite Satzposition an. Penner & Kölliker Funk (1998) gegen hingegen davon aus, dass die Komplexität des erforderlichen Bootstrappings bewältigt werden muss, damit daraus resultierend die vordere Satzposition angesteuert werden kann. Sie beschreiben im Gegensatz zu Clahsen et al. nicht ausschließlich produktive Veränderungen in der Spontansprache der Kinder, sondern betonen den Einfluss entwicklungsauslösender Inputinformationen und damit die Bedeutung rezeptiver Verarbeitungsprozesse, die der Sprachproduktion vorausgehen. Neben diesen nativistischen Theorien stellt Jordens (2012; Jordens & Dimroth, 2003; Jordens, 2013) ein kleinschrittiges, produktionsorientiertes, strukturalistisches Modell für den ungestörten Erwerb der Verbzweitstellung dar, das im Folgenden näher ausgeführt wird, da es die Grundlage für die empirische Arbeit bildet. Rezeptive Verarbeitungsprozesse, die den produktiven Fähigkeiten vorausgehen, thematisiert Jordens genau wie Clahsen et al. nicht näher. Er schreibt dem Input zwar eine entscheidende Schlüsselrolle zu, erläutert aber nicht, welche Inputeigenschaften zur Entwicklungsauslösung führen.

Verschiedene Studien zeigen, dass der rezeptive Syntaxerwerb häufig fortgeschrittener ist, als sich in der Produktion erkennen lässt (Weissenborn, 2000; Bittner, 2013). Alle drei oben genannten Erwerbsmodelle geben jedoch nicht an, in welchen Schritten sich der rezeptive Erwerb vollzieht und an welchen Markern sich der rezeptive Erwerb der jeweiligen Strukturen erkennen lässt, so dass die Ausrichtung des Steigerungssystems derzeit nur an produktiven Leistungen möglich zu sein scheint.

2.1.4.1 Struktureller Entwicklungsverlauf

Anhand des Finitheitsmodells von Jordens lässt sich nachvollziehen, wie aus einem simplen, basalen Lernsystem ein komplexes und im letzten Schritt zielsprachliches System wird. Der Entwicklungsprozess der Verbzweitstellung vollzieht sich seinen Ausführungen zufolge stufenförmig und wird in eine lexikalische und eine fortgeschrittene, funktionale Stufe unterteilt (Jordens, 2012). Jordens Erwerbsbeschreibungen lassen sich strukturelle Formen entnehmen, die Teilschritte in der kindlichen Entwicklung markieren. Wie lange die Etablierung einer neuen Struktur dauert und anhand welcher beobachtbaren Merkmale sich die Entwicklung neuer Strukturen erkennen lässt, wird in diesem Modell allerdings kaum beschrieben. Die Steigerungskriterien für die Therapie der Verbzweitstellung leiten sich daher sowohl aus emergenzbasierten Entwicklungsparametern (vgl. Kap. 2.1.1-2.1.3) als auch aus den strukturellen Erwerbsbeschreibungen von Jordens ab, die nachfolgend näher ausgeführt werden.

Auf der lexikalischen Stufe wird die Äußerungsstruktur durch die Semantik der Prädikate bestimmt. Neben Verben kommen Partikel, relationale und Negationselemente in Prädikatfunktion vor. In diesem Stadium lassen sich zwei komplementär verteilte Äußerungstypen beobachten: Strukturen mit einem agentiven Prädikat, die auf eine Aktion oder Bewegung referieren (Typ A), und Äußerungen mit einem non-agentiven Prädikat, die sich auf Zustände oder Zustandsveränderungen beziehen (Typ B; Jordens, 2012; vgl. Anhang 2). Handlungsprädikate erscheinen in infiniter Form und finaler Position. Charakteristisch für diese Stufe ist die Kombination aus modalem bzw. aspektuellem Element und nachfolgendem Infinitiv. Mit solchen Strukturen werden verschiedene Modalitäten des Agens zum Ausdruck gebracht: z.B. die Bereitschaft, Fähigkeit, Erlaubnis und Pflicht. Zustandsprädikate treten im Gegensatz zu Handlungsprädikaten in finiter Form und initialer Position auf (Jordens, 2012; vgl. Anhang 2 und 3). Strukturell sind beide Typen der lexikalischen Stufe gleich. Deshalb fällt es dem sprachlernenden Kind in der Regel leicht, beide Varianten der einen abstrakten, zugrundeliegenden Struktur zu erkennen (Jordens, 2012). Tab. 1 sind einige Äußerungsbeispiele zu entnehmen, die das lexikalische Erwerbsniveau abbilden.

Das Subjekt hat die Topic-Funktion inne, weshalb in diesem Entwicklungszeitraum weder Topikalisierungen noch Handlungsprädikate in zweiter Satzposition vorkommen. Das Erreichen der lexikalischen Stufe wird als Ergebnis eines kreativen Spracherwerbsprozesses durch die Analyse zielsprachlichen Inputs beschrieben. Die Verbzweitstellung ist zu diesem Zeitpunkt erst in Anfängen erworben (Jordens, 2012).

Tabelle 1 Äußerungsbeispiele der lexikalischen Stufe

Struktur	Beispiele
Finales Handlungsprädikat	Mama auch helfen. Papa richtig machen.
Element der Kontrolle (Kopula, Modal)	Will raus. Ich bin müde. Möchte Puppe haben. Ich kann aufstehen.
Initiales Zustandsprädikat	Ich falle runter. Du schaffst das. Das geht nicht.
Unvollständige Auxiliarstruktur	Lea gespielt. Oh, doch dich ausgetrickst.

Im Rahmen eines Reorganisationsprozesses werden im zweiten Schritt funktionale Elemente und Positionen erworben. In agentiven Äußerungen treten auf zielsprachlichem Niveau Topikalisierungen in Erscheinung. Da die initiale Position in der lexikalischen Phase jedoch bereits von dem Subjekt besetzt ist, existiert diese Option für das sprachlernende Kind nicht. Als kreative Lösung kann es Topikalisierungen bei gleichzeitiger Subjekttilgung realisieren (Jordens, 2012).

Die Verbalphrasenstruktur wird auf funktionaler Stufe reanalysiert und umstrukturiert (vgl. Anhang 4). Es wird eine Subjektposition für das Agens geschaffen. Die Etablierung einer funktionalen Kopfposition ermöglicht den Erwerb der Finitheit und damit den Ausdruck der pragmatischen Funktion einer Behauptung. Mit dem Erwerb der Kopfposition entsteht auch die Spec-Position, durch die das Verhältnis einer Äußerung und der Situation, auf die sie abzielt, ausgedrückt werden kann. Das sprachlernende Kind verfügt damit über ein komplexes, ausdifferenziertes System und kann verschiedene situative Kontexte sprachlich ausdrücken (Jordens, 2012).

Der Umwandlungsprozess des lexikalischen in einen funktionalen Kopf wird durch die Verwendung von Perfektformen nachweisbar (vgl. Tab. 2). Während Auxiliarstrukturen auf lexikalischer Stufe zunächst ausgelassen werden, ist nun eine Position verfügbar, in die sie integriert werden können. Auf lexikalischer Stufe erfüllt das lexikalische Verb diese Funktion, das nun sowohl in satzfinaler als auch, als Träger der pragmatischen Funktion, in der zweiten Satzposition auftreten kann. Damit kommt dem lexikalischen Verb die semantische Funktion als Kopf einer lexikalischen Kategorie und die pragmatische Funktion der Finitheit zu. Erst jetzt werden neben vollständigen Perfektstrukturen erste Topikalisierungen und dadurch Variationen in der Wortabfolge möglich (Jordens, 2012).

Die Auxiliarrealisierung in der Kopfposition der funktionalen Phrase stellt das Schlüsselmoment des Erwerbs der Finitheit dar. Auch W-Fragen treten ab diesem Zeitpunkt erstmalig in Erscheinung (Jordens, 2012).

Tabelle 2 Äußerungsbeispiele der funktionalen Stufe

Struktur	Beispiele
Vollständige Auxiliarstruktur	Ich habe gewonnen.
	Das Pferd ist (über den) Zaun gesprungen.
Handlungsprädikate in zweiter Position	Jan schwimmt (im) Wasser.
Topikalisierung mit Subjekttilgung	Brot darf tatsächlich essen.
Topikalisierung	Brot darf Jan tatsächlich essen.
	Wen besuchen wir?
	Abends treffen wir uns.

Es ist anzunehmen, dass die von Jordens beschriebenen Erwerbsprozesse parallel und überlappend statt nacheinander und isoliert durchlaufen werden, da das hohe Tempo im ungestörten Erwerb ansonsten schwer erklärbar wäre (Levelt, 1989). Durch die Vorgabe der Erwerbsreihenfolge können die ausbleibenden Schritte in der Therapie des sprachauffälligen Kindes erkannt, nachvollzogen und begleitet werden.

2.1.4.2 Produktivität und Variabilität

Wenn ein Kind eine zielsprachliche Struktur äußert, lässt sich anfangs nicht bestimmen, ob diese Äußerung unanalysiert, ganzheitlich abgespeichert und abgerufen oder kreativ genutzt wurde (Jordens, 2012). Unanalysierte Formen weisen nicht auf den Erwerb einer Struktur und die strukturelle Übertragung auf andere Kontexte hin. Fraglich ist jedoch, wann eine unanalysiert gespeicherte, floskelhafte Struktur erstmals analysiert wird. (Jordens, 2013).

> *Evidence of the productivity of a particular structure is taken from the amount of variation with which this structure is used. (Jordens, 2013: 347).*

Erst wenn diese Struktur an verschiedenen Beispielen produktiv wird, zeigt sich demnach, dass ein strukturelles Muster tatsächlich erworben wurde. Einmalig verwendete Strukturen können hingegen ganzheitlich und unanalysiert verarbeitet worden sein (Jordens, 2013).

Auf einer Zeitskala lässt sich der produktive Erwerb einer neuen Struktur demnach, abhängig vom theoretischen Modell, an unterschiedlichen Stellen verorten (Abb. 1). Während Jordens (2013) ein Mindestmaß an Variation als Erwerbsnachweis fordert, wäre aus Sicht der Emergenzvertreter schon beim ersten, noch sehr unflexiblen Gebrauch einer neuen Struktur vom Erwerb dieser auszugehen. Zum Zeitpunkt der Produktion eines geringen Maßes an Variation handelt es sich aus dieser Perspektive bereits um den Prozess der Etablierung und nicht mehr um den produktiven Erwerbsbeginn (vgl. Kap. 2.1.3). Je reichhaltiger eine Struktur dann im Zeitverlauf erworben und verknüpft ist, desto flexibler zeigt sie sich.

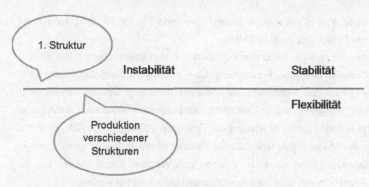

Abbildung 1 Zeitskala zum Verorten des produktiven Erwerbs neuer Strukturen

Den Erwerbsbeschreibungen von Jordens lässt sich kongruent zu den Ausführungen der Emergenzvertreter entnehmen, dass die Entwicklung neuer Strukturen Zeit erfordert. Von einem plötzlichen und umfassenden Erwerben neuer Fähigkeiten ist in beiden Beschreibungen keine Rede. Sind Strukturen noch zu fragil bzw. die externen Anforderungen in bestimmten Momenten zu hoch, gehen die Kinder auf ältere, stabilere Ebenen zurück (Jordens & Dimroth, 2003). Zudem kommt es anfänglich oft zur Koexistenz verschiedener Strukturen, bevor eine Ebene zugunsten einer höheren aufgegeben wird. Über eine gewisse Zeitspanne überlappen sich daher Fähigkeiten unterschiedlicher Entwicklungsstadien (Jordens & Dimroth, 2003). Konkrete Angaben, wie viel Zeit Übertragsprozesse beanspruchen, werden in keinem der beiden Modelle gemacht.

Auch wenn Steigerungen im Rahmen dieser Entwicklungsbeschreibungen bisher unberücksichtigt geblieben sind, lassen sich auf dieser Grundlage Steigerungskriterien für die Therapie der Verbzweitstellung ableiten.

2.2 Steigerungen in der Sprachtherapie

Neben der Ableitung der Steigerungskriterien aus den Spracherwerbstheorien ist bedeutsam, auf welchen Ebenen und in welchen Kategorien Steigerungen bisher in der Literatur beschrieben wurden.

In den Heilmittelrichtlinien, Leitlinien für Sprachtherapie und Veröffentlichungen zur Evidence-Based-Practice lassen sich keinerlei Vorgaben oder Aussagen zum Steigern von Sprachtherapien finden. In den Richt- und Leinlinien werden deutlich allgemeinere Themen ausgeführt. Im Vordergrund dieser Ausführungen stehen Definitionen und Klassifikationen von Sprachentwicklungsstörungen, Beschreibungen zum Ablauf der Sprachentwicklung, Diagnostikinstrumente, Leitsymptome und Verordnungscharakteristika. Die Festlegung von Qualitätsmerkmalen und Forderungen nach Wirksamkeitsbelegen sind offenbar noch so neu, dass das Thema der Steigerungen zu speziell ist, um Berücksichtigung zu finden.

Im Stichwortverzeichnis der Beschreibung deutscher Therapieansätze tritt der Steigerungsbegriff ebenfalls kaum in Erscheinung. Über Kriterien, anhand derer Zeitpunkte und Fähigkeiten für das Wechseln einer Zielebene festgelegt werden können, wird kaum berichtet. Es werden jedoch Zieldefinitionen ausgeführt und daraus resultierend hierarchische Abfolgen für die Steigerung der Therapien aufgestellt (vgl. Abb. 2). In die Entwicklung der Steigerungskriterien für die Verbzweittherapie fließen sowohl hierarchische Zielstrukturebenen als auch Angaben zum Wechsel dieser Ebenen ein, so dass beide Aspekte in den folgenden Ausführungen berücksichtigt werden.

2.2.1 Zielebenen

Für eine systematische Behandlungsplanung und -durchführung ist die Festlegung individueller Therapieziele Bedingung.

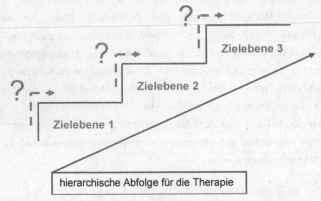

Abbildung 2 Schematische Darstellung von Zielebenen und Steigerungskriterien

Zielebenen lassen sich in verschiedenen Größenordnungen definieren. Beziehen sie sich auf die gesamte Behandlung eines Patienten mit komplexem Störungsbild, muss zunächst festgelegt werden, in welcher Reihenfolge die unterschiedlichen linguistischen Ebenen in die Behandlung integriert werden sollen. Siegmüller und Kauschke (2006: 17ff) beschreiben z.B. für übergreifende Sprachentwicklungs-störungen Prinzipien, anhand derer die hierarchische Abfolge der Störungsebenen theoretisch begründet werden kann. Ist entschieden, welche Störungsebene behandelt wird, muss festgelegt werden, in welcher Abfolge die Prozesse bzw. Strukturen dieser Ebene therapiert werden. Je nach Therapieansatz gibt es außerdem die Möglichkeit, die Behandlung methodisch oder hinsichtlich der Komplexität hierarchisch aufzubauen.

14

Auch wenn der Genauigkeitsgrad variiert, lassen sich in den meisten Therapieansätzen Beschreibungen verschiedener Zielebenen finden (vgl. Abb. 2). Anhand welcher Kriterien die Zielebenen jedoch zugunsten einer höheren verlassen werden, wird häufig nicht konkretisiert.

Die Festlegung der Ebenen erfolgt in der Regel analog zur angenommenen Entwicklungschronologie des ungestörten Spracherwerbs. So beschreibt beispielsweise Zollinger (1995) aus der Perspektive des Kognitivismus für jeden Kompetenzbereich, welche sozial-kommunikativen und symbolischen Fähigkeiten sprachgesunde Kinder in welcher Reihenfolge erwerben und in welcher Abfolge sie bei auffälligen Kindern therapeutisch unterstützt werden sollen. Fox (2003) hingegen gibt nach der Untersuchung der phonologischen Entwicklung sprachgesunder Kinder an, in welcher Abfolge phonologische Prozesse behandelt werden sollten, wohingegen Hacker (1999) fordert, zu erarbeitende Laute nicht in allen Positionen, sondern abhängig von ihrer physiologischen Entwicklung zu therapieren. Je nach zugrunde liegendem theoretischen Modell und dem sich daraus ergebenden Therapieschwerpunkt unterscheiden sich die Zielebenen grundlegend.

Als allgemeine Leitlinie führt Motsch (2013) an, dass entwicklungslogisch die frühen vor den späten grammatischen Regeln in den Fokus der Behandlung gerückt werden sollten. Nach Hansen und Baumgartner ist zusätzlich zur Orientierung an der aktuellen Spracherwerbsforschung wichtig, individuelle Fortschritte und Vorformen zielsprachlicher Strukturen zu identifizieren, um die *Zone der nächsten Entwicklung* ermitteln zu können (Wygotski, 1987: 86; zitiert nach Baumgartner, 2008; Hansen, 1996). Die Auswahl grammatischer Zielsetzungen sollte Hansen (1996) zufolge aus dem Zusammenspiel des individuellen Lernverhaltens, das über Spontansprachanalysen abgebildet werden sollte, und wissenschaftlichen Erkenntnissen zum Erwerbsverlauf, zu Entwicklungsauslösern und -dynamiken erfolgen. Kindliche Vor- und Zwischenformen sollten wohlwollend akzeptiert werden (Hansen, 1996).

Dannenbauer (1999) beschreibt, dass sich die Entscheidungen für bestimmte Zielstrukturen aus Spontansprachanalysen und Erkenntnissen über den normalen Erwerbsverlauf begründen sollten. Er prüft zudem informell, ob die Kinder bestimmte Formen verstehen, imitieren und Fehlbildungen erkennen können. Bei Zielstrukturen, die im Lernhorizont der Kinder liegen, gelingen meist alle drei Aufgaben. Die Behandlung soll dann mit möglichst eindeutigen, regelhaften und lehrbaren Prozessen beginnen.

Im PLAN stellen Siegmüller & Kauschke (2006: 84) durch das Strukturnetzwerk und die Abfolge der einzelnen Übungsbereiche anschaulich dar, welche Hierarchie bei der Auswahl der Therapiebereiche und -einstiege zu berücksichtigen ist. Diese Ausführungen orientieren sich ebenso wie die Konzeption ihres Therapiematerials zum Patholinguistischen Ansatz an Studien zum ungestörten Spracherwerb. So empfehlen die Auto-rinnen unter anderem, die Vorfeldbesetzung erst durch Adverbiale Bestimmungen, dann durch Fragepronomen und abschließend durch Objekte zu realisieren. Die Erwei-terung des grammatischen Systems sollte zuerst durch den Aufbau von Hauptsätzen, die Erweiterung um Fragestrukturen und abschließend den Aufbau von Nebensätzen erfolgen, wobei sowohl die lexikalische Erwerbschronologie der W-Frage-Pronomen und Konjunktionen als auch die Zielsetzung der Fragestruktur (Fragen nach Subjekten vor Fragen nach Objekten oder fakultativen Satzteilen vor Fragen nach Nebensätzen) Berücksichtigung findet (Siegmüller et al., 2005; Kauschke & Siegmüller, 2012).

Im DYSTEL-Projekt werden die Zielebenen für die Therapie der Verbzweitstellung aus den Annahmen des Finitheitsmodells von Jordens abgeleitet, dessen Grundlage eben-falls Studien der gesunden Sprachentwicklung bilden. Die Zielebenen werden im DYSTEL-Projekt erwerbsgeleitet, theoriebezogen sowie das Lernverhalten und Er-werbstempo berücksichtigend definiert (Siegmüller, 2013).

Die Beschreibungen der Autoren beziehen sich, wie einführend erwähnt, überwiegend auf hierarchische Stufenabfolgen. Kriterien für die Steigerung auf die nachfolgende Stufe finden sich in der Literatur hingegen selten und falls doch, in abstrakter oder all-gemeiner Form. Es existieren nur wenig konkrete Steigerungskriterien, da oft unklar bleibt, wann eine Fähigkeit „ausreichend" erworben und somit der nächste Entwick-lungsschritt möglich ist.

2.2.2 Formen von Steigerungskriterien

Während sich die Festlegung der Zielebenen zumeist an der zeitlichen Abfolge des ungestörten Spracherwerbs orientiert, lassen sich die wenigen beschriebenen Kriterien zum Wechsel der Ebenen in unterschiedliche, weniger theoriegeleitete Kategorien ein-teilen. Neben handlungsbezogenen Merkmalen werden Kriterien benannt, die sich an der Komplexität der Einheiten, der linguistischen Struktur, den methodischen Elemen-ten, der Modalität oder an den Ergebnissen des Patienten ausrichten.

2.2.2.1 Handlungsbezogene Kriterien

In der Beschreibung diverser Therapieansätze (PLAN: Siegmüller & Kauschke, 2006; Kontextoptimierung: Motsch, 2004; Psycholinguistisch orientierte Phonologietherapie - POPT: Fox, 2003; Frühtherapie: Zollinger, 1995; etc.) werden Angaben zu möglichen Hilfestellungen und zur Art der Präsentation bzw. der Sequenzgestaltung gemacht. Auf welche Weise der Schwierigkeitsgrad mittels dieser Kriterien an die Fähigkeiten des Patienten angepasst werden soll, wird nachfolgend anhand einiger Beispiele ausge-führt.

Hilfestellungen beziehen sich häufig auf den Grad der eigenständigen Aufgabenbewältigung oder die Komplexität einer Aufgabe. Mayer (2010) beschreibt z.B. für die Behandlung schriftsprachlicher Fähigkeiten, dass beim Einsatz einer Anlauttabelle beginnend Auszüge aus der Tabelle präsentiert werden können, bevor sie Stück für Stück vervollständigt wird. Pauschal wird weiter beschrieben, dass bei Schwierigkeiten kurze statt lange Sätze und einfache statt komplexe Worte verwendet werden (Crämer & Schumann, 1999).

In der Wortfindungstherapie kann der Schwierigkeitsgrad des Abrufes durch die Vorgabe verschiedener Hinweisreize individuell erleichtert oder erschwert werden (Glück, 2009).

Als Hilfen für produktive Grammatikübungen geben Kauschke und Siegmüller (2012) an, dass Strukturen elizitiert, modelliert und durch visuelle Symbole unterstützt werden können. Außerdem kann der Ablenkungsgrad angepasst und die Itemmenge ggf. reduziert werden, wenn eine Aufgabe z.B. verschiedene Verarbeitungsleistungen erfordert. Halbvorgaben, z.B. in Form indirekter Fragen, können ebenfalls entlasten. Zur Gestaltung des Settings schlagen sie vor, von der Beschreibung von Situationsbildern zunächst zu Rollenspielen zu steigern, bevor freiere Situationen geschaffen werden (Kauschke und Siegmüller, 2012). Bei Schwierigkeiten in der Textgrammatiktherapie wird je nach Kompetenz des Kindes empfohlen zu stoppen, abzuwarten, Selbstkorrekturen vorzunehmen zu lassen, Symbolkarten zu verwenden und die Reihenfolge der Symbolkarten vorzugeben, eine Multiple Choice Aufgabe zu stellen sowie die Therapeutin als Modell zu nutzen (Ringmann, 2014; Ringmann, eingereicht).

Ebenfalls denkbar sind Steigerungen, die sich auf den Abstraktheitsgrad des Handlungssettings beziehen. So können Spielsequenzen Füssenich (1999) zufolge zu Beginn vorstrukturiert werden, bevor der Handlungsrahmen Stück für Stück entfernt wird, damit im Kind Neues entstehen kann. Die Therapie sollte beendet werden, wenn das Kind handelnd erkennen lässt, dass es sich eigenaktiv mit den Angeboten des Kommunikationspartners auseinandersetzt (Füssenich, 1999). Watermeyer und Kauschke (2009) schlagen für die Grammatiktherapie vor, den Bewusstheitsgrad schrittweise zu erhöhen. Das Kind soll die Verbposition zunächst mit einem Stein markieren, die vorgegebene Satzstruktur dann mit einer alternativen Struktur abgleichen, um die Grammatikalität des Satzes zu beurteilen. Diese Entscheidung ist nach Vorlage eines Satzstreifens und im letzten Schritt nach Vorgabe einer Satzstruktur zu treffen.

Zollinger (1997) rät beginnend zum Handeln mit Gegenständen, die einen Bezug zur Realität ermöglichen. Im Anschluss wird ohne Gegenstände agiert, um fiktive Vorstellungen aufzubauen. Experimente zur Erkundung von Verben werden vor der Beobachtung von Veränderungen fremder Handlungen eingesetzt. Darauf folgen gemeinsame

Handlungen und Transformationen, sowie Transformationen ohne Gegenstände. Wildegger-Lack (2011) beschreibt als Steigerungsoption schlicht verschiedene Übungsniveaus: Übungen mit Gegenständen, mit Bildmaterialien und mit Arbeitsblättern.

Der Literatur lassen sich außerdem viele Beschreibungen zur Erhöhung des Komplexitätsgrades entnehmen, die ebenfalls der handlungsbezogenen Ebene zuzuordnen sind. So wird in Aussprachetherapien von der Laut- über Zwischenstufen bis zur spontansprachlichen Ebene gesteigert (Fox, 2003; Schrey-Dern, 2006). In der Behandlung der phonologischen Bewusstheit wird von impliziten zu expliziten Leistungen gesteigert. Auf Übungen zum Identifizieren folgen solche zum Segmentieren und abschließend zum Manipulieren (Schnitzler, 2008).

Watermeyer und Kauschke (2009) nehmen hingegen eine Erhöhung der Konstituentenanzahl bei Übungen zur Verbzweitstellung vor.

Glück (2009) empfiehlt, dass im Rahmen der Wortfindungstherapie Benennkontexte gesteigert werden sollten. Als Abfolge schlägt er vor, beginnend Sätze vervollständigen, dann Bildern benennen, ein Wort nach dessen Beschreibung und abschließend nach Reimwortvorgabe benennen zu lassen. Zudem rät er zur Vorgabe verschiedener Settings sowie zur Steigerung ihrer Komplexität hin zu Kontexten, in denen erworbene Abruffähigkeiten unter Zeit- und emotionalem Druck aufrechterhalten werden müssen.

Im Rahmen syntaktisch-morphologischer Behandlungen schlagen Kauschke und Siegmüller (2012) für produktive Übungen vor, erst Kontexte mit festgelegtem Therapiematerial zu gestalten und später zu freieren Situationen mit variablem Wortmaterial überzugehen. Außerdem empfehlen sie zu Beginn Übungen, die nur ein Zielitem enthalten, bevor zu Übungen mit mehreren Zielitems gesteigert wird.

In der Textgrammatiktherapie wird die Anzahl der Handlungsbestandteile und Akteure sowie die Komplexität des Handlungsablaufes und der Kausalität der Handlung systematisch erweitert (Ringmann, 2014; Ringmann, eingereicht; Siegmüller & Kauschke, 2006).

All diese Kriterien scheinen handlungsbezogener statt theoriegeleiteter Natur zu sein und liefern daher keine hilfreichen Impulse zur wissenschaftlichen Ableitung eines Steigerungssystems für die Therapie der Verbzweitstellung.

2.2.2.2 Linguistisch-formale Kriterien

Linguistisch-formale Kriterien sind in der Literatur phonologischer und graphematischer Störungen ausführlich beschrieben.

Schrey-Dern (2006) gibt an, dass in der phonetisch-phonologischen Behandlung die Lautposition, phonologische Komplexität (Ein- und Mehrfachkonsonanz) sowie die Silbenanzahl in die Planung einbezogen werden sollten. Hacker (1999) merkt an, dass phonotaktische Besonderheiten des Deutschen berücksichtigt werden sollten. Außerdem plädiert er dafür, Assimilationen kontrastreichen Wörtern vorzuschalten (z.B. „Küken" vor „Kette"). Strukturell einfache sollten vor komplexeren Wörtern in die Behandlung einfließen (Hacker, 1999; Schrey-Dern, 2006). Konträr zu Schrey-Dern und Fox (2003) sind Hacker (1999) und Penner (2000) hingegen der Ansicht, dass die Hierarchie, den Ziellaut zuerst initial, dann final und am Schluss medial zu trainieren, nicht zielführend sei. Stattdessen favorisieren sie, die Steigerung der distributionellen Verteilung folgend aufzubauen. Konkrete Kriterien werden hierfür jedoch nicht definiert.

In der Behandlung der phonologischen Bewusstheit kann der Schwierigkeitsgrad zum einen hinsichtlich der Größe der Einheit (von der Silbe über Onset-Reim zum Phonem), zum anderen hinsichtlich der Auswahl der Phoneme (vom Vokal über dehnbare Konsonanten zu Plosiven) gesteuert werden (Schnitzler, 2008; Mayer, 2010).

Schrey-Dern (2006) beschreibt des Weiteren, dass in Grammatiktherapien die morphologische Komplexität, Verbvalenz und die Regelmäßigkeit der Flexion Kriterien zur Anpassung der Therapie an die Leistungen des Patienten darstellen.

Konkreta sind außerdem vor Abstrakta sowie Wörter mit allgemeiner Bedeutung vor solchen mit spezifischer Bedeutung einzusetzen. In der Lexikontherapie stellt auch die Frequenz ein wichtiges Steigerungskriterium dar (Kauschke & Siegmüller, 2012).

Es wird deutlich, dass mittels dieser formalen Kriterien erneut hierarchische Abfolgen vorgeschlagen werden, die sich zumeist weder auf den ungestörten Erwerb beziehen noch Anhaltspunkte beinhalten, wann von einer Ebene zur nächsten gesteigert werden kann. Sie liefern folglich keine hilfreichen Impulse für die Entwicklung konkreter Kriterien.

2.2.2.3 Methodenbezogene Kriterien

Methodische Elemente der verschiedenen Therapieansätze werden in der Literatur detailliert beschrieben, selten aber in eine hierarchische Abfolge gebracht. Hansen (1996) erklärt, dass methodische Elemente nicht unabhängig hintereinander geschaltet, sondern überlappend und abhängig von den Sprachentwicklungs-fortschritten miteinander verzahnt werden sollten. Dies deckt sich mit den Vorschlägen von Kauschke und Siegmüller (2012) sowie von Ringmann (2014), rezeptive und expressive Methoden zum jeweiligen Zeitpunkt miteinander zu kombinieren.

Ringmann (eingereicht) konkretisiert die Reihenfolge der einzusetzenden methodischen Einheiten für die Textgrammatiktherapie. Sie gibt vor, im Rahmen rezeptiver Übungen mit dem Sortieren zu beginnen. Darauf folgen Input, das Zuordnen von Symbolkarten und das Fokussieren auf einen Makrostrukturanteil. Produktiv werden erst Fragen beantwortet, bevor das Kind selbst erzählt.

Eine konkretere Abfolge methodischer Elemente beschreiben auch Watermeyer und Kauschke (2009). Sie setzen in der zweiten Therapiephase, wenn das Kind über ein ausreichendes metasprachliches Bewusstsein für die Verbstellung verfügt und eine gewisse Sicherheit in der eigenen Satzproduktion zeigt, Grammatikalitätsurteile ein. In den letzten Therapieeinheiten reduzieren sie metasprachliche Sequenzen weiter und konzentrieren sich auf die Automatisierung der Verbzweitstellung in semi-spontanen Situationen. Die Begrifflichkeiten „gewisse Sicherheit" oder „ausreichendes Bewusstsein" werden nicht näher definiert. Es bleibt der behandelnden Therapeutin überlassen, die Steigerungen auf Basis ihrer subjektiven Einschätzung vorzunehmen. Dies dürfte all denen entgegenkommen, die programmatische Vorgaben ablehnen. Individualisierte Therapien erfordern allerdings ein hohes Maß an Wissen über den Spracherwerb, kindliches Lernen und verfügbare Therapiekonzepte (Baumgartner, 2008).

Methodenbezogene Steigerungen spielen für die Entwicklung dieser Steigerungskriterien keine Rolle, da in der zugrunde gelegten DYSTEL-Therapie mit der Inputverstärkung nur ein methodisches Element zum Einsatz kommt.

2.2.2.4 Modalitätenbezogene Kriterien

In vielen Therapieansätzen lassen sich Beschreibungen finden, dass an rezeptiven Leistungen gearbeitet wird, bevor produktive Therapieanteile beginnen (vgl. z.B. Siegmüller & Kauschke, 2006; Ringmann, 2014; Fox, 2003). Anhand welcher Kriterien jedoch zu produktiven Übungen übergegangen wird, wird selten konkret vorgegeben.

Ringmann gibt an, dass die Therapie der Erzählfähigkeit immer rezeptiv anfängt und die Steigerung über definierte Schwierigkeitsstufen für die rezeptive und produktive Modalität unabhängig voneinander erfolgt. Demnach kann das Steigerungstempo variieren. Produktive Übungen beginnen erst dann, wenn rezeptive Übungen für ein Niveau abgeschlossen sind (Ringmann, 2014; Ringmann, eingereicht).

Siegmüller & Kauschke (2012) beschreiben, dass parallel zur produktiven Festigung eines Bereiches bereits rezeptive Anteile eines anderen Therapiebereiches beginnen können. Sobald ein Kind in rezeptiven Übungen konstant gute Leistungen zeigt, kann in der Therapie der Verbzweitstellung zu produktiven Übungen übergegangen werden (Watermeyer & Kauschke, 2009). Wie „konstant gute Leistungen" konkret auszusehen haben, wird nicht näher erläutert.

Da in der DYSTEL-Therapie ausschließlich eine rezeptive Methode zum Einsatz kommt, ist die Steigerung der Modalität für die Entwicklung der Steigerungskriterien nicht relevant.

2.2.2.5 Ergebnisbezogene Kriterien

Alle bisher dargelegten Steigerungskriterien lassen dem Betrachter große subjektive Spielräume, da sie keine messbaren Parameter beinhalten. Doch anhand welcher Beurteilungsmaßstäbe kann objektiviert werden, ob die therapeutische Zielebene dem Entwicklungsstand des Kindes noch entspricht?

Es heißt pauschal, die Lernangebote dem Entwicklungsniveau entsprechend zu präsentieren und sie optimal an die individuellen Voraussetzungen anzupassen (Crämer & Schumann, 1999). Die therapeutische Zielsetzung orientiert sich an dem kindlichen Entwicklungsniveau und -tempo, während sich die Inhalte der Behandlung an den Wünschen des Kindes ausrichten und dem kindlichen Spielverhalten zu entnehmen sind (Füssenich, 1999). Glück (2009) spricht davon, dass erst gesteigert werden soll, wenn eine Schwierigkeitsstufe automatisiert ist. Doch wann kann von einer solchen Automatisierung ausgegangen werden?

Schrey-Dern (2006) gibt an, dass es unterschiedliche Möglichkeiten gibt, Ergebnisse oder Bedingungen messbar zu machen. Dies kann in Form von Prozentangaben, Zahlenverhältnissen (z.B. 4 von 6), absoluten Zahlen (5x) oder absoluten Angaben (alle Items oder in jeder Übung) geschehen.

Ringmann (eingereicht) greift auf absolute Zahlen zurück, indem sie vorgibt, dass eine Schwierigkeitsstufe dann als abgeschlossen gilt, wenn Kinder zwei Mal ohne Hilfe Makrostrukturelemente einer gehörten Geschichte korrekt zeigen konnten (rezeptiv) oder zwei Mal hintereinander ohne Unterstützung von Symbolkarten Geschichten der jeweiligen Schwierigkeitsstufe mit vollständiger Makrostruktur erzählen. Darüber hinaus dient eine absolute Angabe als Maßstab für die Auswahl des individuellen Einstiegs in die Behandlung, denn begonnen wird auf der Stufe, auf der im Prätest ein oder mehrere makrostrukturelle Elemente unberücksichtigt blieben (Ringmann, 2014).

Für die phonologische Therapie stellt Fox (2003: 255) zwei einprägsame, produktionsorientierte Prozentkriterien auf. Zeigen sich in phonologischen Therapien 80% korrekte Strukturen auf einer Ebene, kann die Ebene verlassen werden. Phonetische Therapien werden beendet, wenn die Phonproduktion auf Satz- und Pseudospontanspracheebene zu 100% korrekt möglich ist (Fox, 2003: 239). Platzack beschreibt (2001) für die ungestörte Entwicklung des Weiteren, dass bei einer Fehlerquote, die geringer als 2% ist, von Zielsprachlichkeit ausgegangen werden kann.

Dies sind die einzigen in der Literatur beschriebenen, messbaren Steigerungskriterien. Sie scheinen sich theoretisch jedoch nicht begründen zu lassen. Fraglich ist zudem, ob diese Kriterien auf andere Störungsbilder übertragen werden können, wenn die Therapieformen auf unterschiedlichen theoretischen Grundlagen basieren und einer anderen Verarbeitungslogik folgen.

2.2.2.6 Vorgaben für syntaktische Therapien

Die meisten syntaktischen Therapiekonzepte liefern keine konkreten Anhaltspunkte zur Steigerung des inhaltlichen Anspruchs. So lässt sich bei Motsch (2004) beispielsweise lediglich die Angabe finden, dass Umgebungsreize und die Komplexität der Strukturen so gering wie möglich gehalten werden sollen. In welcher Form die Komplexität dann wieder zunehmen soll, wird nicht beschrieben. Siegmüller und Kauschke (2006: 136) stellen zwar ein differenziertes Schema zur syntaktischen und morphologischen Therapie dar, geben aber ausschließlich für die Textgrammatiktherapie Steigerungsempfehlungen. Konkrete Kriterien für die Therapie der Erzählfähigkeit beschreibt auch Ringmann (2014; eingereicht), wie den vorigen Ausführungen zu entnehmen ist.

Wann im Patholinguistischen Therapieansatz von den einzelnen syntaktischen Übungs- und Therapiebereichen zum jeweils nächsten übergangen werden kann, wird nicht näher ausgeführt. Etwas genauere Angaben zur Steigerung innerhalb eines Übungsbereiches werden in den Materialien zum Therapieansatz vorgegeben (Kauschke & Siegmüller, 2012). Diese beziehen sich auf den Erwerb und die daraus resultierende Abfolge von W-Fragepronomen sowie die Besetzung des Vorfeldes. Auch diese Vorschläge liefern folglich Informationen zu einzelnen, hierarchischen Stufen, aber keine Kriterien zur Steigerung (vgl. Abb. 2).

2.2.3 Theoretische Basierung der Steigerungskriterien

Im Folgenden wird näher beleuchtet, inwiefern die in der Literatur beschriebenen Kriterien theoretisch verankert sind und inwieweit sie in die Entwicklung der Kriterien für die Therapie der Verbzweitstellung einfließen können.

Hansen stellt kritisch fest, dass die überwiegend wissenschaftsferne Haltung in der Literatur mit einer Handlungspraxis korrespondiert, in der überholte Verfahren unreflektiert und Methoden in unspezifischer Weise angewendet werden. Alltagstheorien und subjektive Überzeugungen dominieren das therapeutische Handeln (Hansen, 1996: 111). Zudem übt er Kritik an Grohnfeldts Prinzip *vom Einfachen zum Schwierigen*, da eine solch allgemeine Prämisse keinerlei begründete Entscheidungskriterien für die Auswahl und Strukturierung von Therapiesequenzen liefert. Durch die Vorgabe solcher Prinzipien und den Mangel an wissenschaftlich fundierten therapeutischen Konzepten bzw. Kriterien wird der Aufbau sprachtherapeutischer Maßnahmen auf subjektiven Weisheiten in negativer Weise unterstützt. Fundierte Hierarchien für die Therapie lassen sich jedoch nur aus psycholinguistischen Begründungen ableiten (Hansen, 1996: 91).

Auf das für die Aussprachetherapie typische Vorgehen, vom Laut zum Wort zu steigern, trifft diese Kritik ebenfalls zu, denn es lässt sich im normalen Entwicklungsverlauf nicht abbilden. In der Therapie kommt es damit folglich zur theorielosen, unspezifischen Anwendung (Hacker, 1999: 58).

Erklärbar wird die Widersprüchlichkeit zwischen der Forderung Duchans nach einem konsequenten Argumentationsrahmen für alle spracherwerbsrelevanten Prozesse und der subjektiven, theoriearmen Umsetzung in der Praxis, wenn die Entwicklung der Logopädie betrachtet wird. Die logopädische Kindersprachtherapie ist älter als ihre Theoriebildung (Siegmüller, 2014a). Überzeugungen aus der vortheoretischen Zeit prägen den Therapiealltag neben neueren Erkenntnissen bis heute. Die Steigerung der Komplexität sprachlicher Einheiten, das Trainieren von Sprache, die Produktionsorientierung, die Anwendung von Übungen und der Vergleich kindlicher Fähigkeiten mit der Erwachsenensprache können als Relikte der vortheoretischen Zeit betrachtet werden (Siegmüller, 2014a). Dannenbauer hat bewirkt, dass die ungestörte Kindersprache im Laufe der Zeit zur Vergleichsdimension wurde und sich die Therapie am gesunden Spracherwerb ausgerichtet hat. Durch die Methode der Modellierung wurde die rezeptive Verarbeitungskomponente in den Fokus gerückt und damit die Erkenntnis, dass zunehmendes rezeptives Wissen die Produktion verändert. Aufgrund des interaktiven Rahmens dieses Behandlungsansatzes sind Trainingseffekte und Druck ausgeblieben. Mit dem Einfluss der Psycholinguistik, durch die der menschliche Spracherwerb erforscht wird, haben die Bedeutung von Stagnationspunkten und im Zuge dessen die Spontansprachanalyse Einzug in sprachtherapeutische Prozesse gehalten (Siegmüller, 2014a). Nativistische Erkenntnisse haben in erster Linie Einfluss auf diagnostische Prozesse genommen, wohingegen Therapiewirkung und Prozesse des sprachauffälligen Erwerbs nicht näher beschrieben wurden. Erst mit den Annahmen des Emergenzmodells ist die Möglichkeit entstanden, auch Therapieprozesse theoretisch abzubilden, Zielvorgaben zu entwickeln und Methoden zu begründen (Siegmüller, 2014a).

Der erste Therapieansatz, der auf dem Emergenzmodell basierend entwickelt wurde, ist der PLAN (Siegmüller & Kauschke, 2006). Im Rahmen der bisher wenigen Wirksamkeitsnachweise wurden Steigerungskriterien kaum beschrieben, so dass die Entwicklung theoriegeleiteter Kriterien für die Therapie der Verbzweitstellung von bisherigen Veröffentlichungen nicht profitieren kann. Lediglich die entwicklungsdynamische Betrachtungsperspektive kann für die Kriterienaufstellung nutzbar gemacht werden. Die wenigen in der Literatur beschriebenen Kriterien bewegen sich in anderen Theoriebezügen oder theoriearmen Dimensionen, so dass die Ableitung allein aus den zugrunde gelegten theoretischen Erwerbsannahmen heraus erfolgen muss. Diese Kriterien sollten der Entwicklungsperspektive gerecht werden, sich am ungestörten Erwerb orientieren, den kindlichen Fortschritt berücksichtigen und entwicklungsbedingte Strukturen tolerieren.

2.3 Fragestellungen und Hypothesen

In der ersten empirischen Studie wird dargelegt, welche Zielebenen in syntaktischen Therapien berücksichtigt werden, anhand welcher Kriterien Therapeutinnen aktuell Steigerungen vornehmen und ob diese theoretisch verankert sind. Es wird ausgeführt, ob der theoretische Rahmen auch die Art der Kriterien bestimmt und sich phonologische und syntaktische Kriterien demnach unterscheiden.

Im Rahmen der zweiten empirischen Studie wird ein Steigerungssystem für die Therapie der Verbzweitstellung auf der theoretischen Basis des Emergenz- und des Finitheitsmodells entworfen (vgl. Kap. 2.1). Es wird untersucht, durch welche Qualitätskriterien die Datenerhebung und Methodik abgesichert sein sollte und welche Faktoren bedacht werden sollten, damit die Kinder ihr Fähigkeitsniveau in der Spontansprache zeigen können.

Es lassen sich verschiedene Fragestellungen und Hypothesen formulieren:

1. Reicht ein festgelegtes Grundmaß an struktureller Vielfalt im Moment der Steigerung aus, damit die Etablierung flexibler Strukturen gelingen kann?

   Hypothese 1

   Ja. Es ist davon auszugehen, dass der Entwicklungsprozess auch bei anfänglich geringer Vielfalt angestoßen ist und diese Strukturen eigenständig generiert wurden. Aufgrund der Dynamik des Spracherwerbs kann Kindern schon bei den ersten produktiven Anzeichen des Strukturerwerbs ohne weiteren Input oder Festigungshasen der Transfer dieser Struktur in die Spontansprache zugetraut werden (vgl. Kap. 2.1.1- 2.1.3).

2. Etablieren sich die neuen Strukturen, auch wenn sie anfänglich nur inkonstant in Erscheinung treten?

   Hypothese 2

   Ja. Das Auslösen von Entwicklung mündet nicht sofort in die konstante Verwendung dieser Struktur. Neue Strukturen werden inkonstant verwendet und treten dennoch in der Nachhaltigkeitsuntersuchung in Erscheinung.

3. Kommt es durch den Einsatz festgelegter Strukturbündel im Steigerungsmoment zu einer unter den Kindern vergleichbaren Rate der spontanen Zielsprachlichkeit zum Zeitpunkt der Nachhaltigkeitsuntersuchung?

   Hypothese 3

   Nein. Die zielsprachliche Verwendung und die Fehlerrate sind situationsabhängig und haben nichts mit den qualitativen Strukturen zu tun, die für die Steigerung der Therapie zugrunde gelegt werden.

3 Empirische Untersuchung I

Steigerungsbefragung von Sprachtherapeutinnen

3.1 Entwicklung eines Fragebogens

Zur Einschätzung des bisherigen Steigerungsverhaltens von Sprachtherapeutinnen wird ein Fragebogen entworfen. Es wird ermittelt, welche Zielebenen und Steigerungskriterien in phonologischen und syntaktischen Therapien verwendet werden, um Rückschlüsse auf die Theorieanbindung und Spezifität der Kriterien ziehen zu können.

3.1.1 Aufbau des Fragebogens

Die Umfrage beinhaltet 23 Fragen (vgl. Anhang 5). Die Fragen 1-7 erfassen persönliche Angaben zum Alter, Geschlecht, der Berufsausbildung und der Berufstätigkeit. Die Fragen 8-14 zielen auf das Steigerungsverhalten bei phonologischen, die Fragen 15-21 auf das bei syntaktischen Störungen ab, während durch die beiden letzten Fragen die Quellen der Steigerungen erfasst werden sollen.

Begonnen wird in jedem Fragebogenteil mit offenen Fragen, bei denen die Befragten in eigenen Worten zusammenfassen, welche Ebenen und Kriterien sie berücksichtigen. Damit können individuelle Aspekte erfasst werden. Ergänzend werden geschlossene Fragen gestellt, bei denen eine Auswahl möglicher Antworten vorgegeben wird. Ermittelt werden Beurteilungsinstrumente und -ebenen sowie fakultative Korrektheitsgrade, sofern diese eine Rolle spielen.

3.1.2 Pilotierung des Fragebogens

Der Fragebogen wird mit drei Sprachtherapeutinnen erprobt. Sie haben eine Rückmeldung zur Instruktion, der Verständlichkeit, dem Sprachstil, dem Umfang und dem Schwierigkeitsgrad der Fragen gegeben. Aus der Pilotierung hat sich die Präferenz ergeben, mit der phonologischen Befragung zu beginnen, da die Testerinnen dies als erleichternden Einstieg eingeschätzt haben. Außerdem wurden einige technische Einstellungen optimiert. Der Fragebogen wurde ansonsten nur leicht überarbeitet.

3.2 Zielgruppe und Durchführung der Befragung

Die etwa 25minütige Befragung richtet sich an alle sprachtherapeutischen Berufsgruppen. Sie wird in einem Zeitraum von vier Wochen online über das Portal *alpha-survey* durchgeführt. Die Teilnehmerinnen erhalten über den Emailverteiler der Hamburger Berufsverbandmitglieder, sprachtherapeutische Facebookgruppen und private Kontakte einen Link für den Fragebogen, füllen diesen online aus und senden ihn nach Abschluss der Befragung online ab. Eine Unterbrechung und spätere Fortsetzung der Fragebogenbeantwortung ist aus technischen Gründen nicht möglich.

3.3 Ergebnisse der Umfrage

An der Umfrage haben 104 Sprachtherapeutinnen teilgenommen. Ein großer Teil der Teilnehmerinnen hat die Befragung aus unterschiedlichen Gründen vorzeitig abgebrochen. Es liegen 37 vollständig ausgefüllte Fragebögen vor, die die Datengrundlage für die folgende Ergebnisdarstellung bilden.

Die Befragten sind ausschließlich weiblich, zwischen 22 und 52 (durchschnittlich 31) Jahre alt und zwischen einem und 28 (durchschnittlich sieben) Jahren in dem Beruf der Sprachtherapeutin, -wissenschaftlerin bzw. in der Lehre tätig. 35 Teilnehmerinnen verfügen über einen logopädischen Abschluss, 22 dieser Frauen zudem über einen akademischen Abschluss innerhalb der Logopädie. Außerdem haben eine Patholinguistin und eine Lehrerin teilgenommen. 30 Befragte sind in sprachtherapeutischen Praxen, neun in der Lehre (sowohl an Berufsfachschulen, als auch an Fachhochschulen und einer Universität) und fünf in der sprachwissenschaftlichen Forschung tätig (vgl. Tab. 3). Mehrfachnennungen sind hierbei möglich gewesen. Alle Teilnehmerinnen kommen im Rahmen ihrer beruflichen Tätigkeit mit der Therapie phonologischer und syntaktischer Störungen in Berührung.

Tabelle 3 Übersicht über die Teilnehmerinnen der Umfrage

Datengrundlage	37 vollständig ausgefüllte Fragebogen
Alter der Befragten	22 - 52 Jahre (Ø 31 Jahre)
Berufstätigkeit	1 - 28 Jahre (Ø 7 Jahre)
Ausbildung	35 Teilnehmerinnen: Logopädinnen 22 mit zusätzlichem akademischen Logopädieabschluss 1 Patholinguistin 1 Lehrerin
Arbeitsfeld	30 Befragte arbeiten in sprachtherapeutischen Praxen 9 Befragte arbeiten in der Lehre 5 Befragte arbeiten in der sprachwissenschaftlichen Forschung

Im Weiteren wird detailliert ausgeführt, welche Kriterien die Befragten ihren Steigerungen in den syntaktischen Behandlungen zugrunde legen. Anschließend wird kurz auf die phonologischen Steigerungen eingegangen. Einmalige Nennungen bleiben unberücksichtigt.

3.3.1 Darstellung der Steigerungsebenen syntaktischer Therapien

Bei der Frage nach Ebenen, die in der Behandlung syntaktischer Störungen bis zum Erreichen des Gesamtziels durchlaufen werden, hat die größte Gruppe (35% der Befragten; vgl. Abb. 3) angegeben, Entwicklungsparametern zu folgen. Die Teilnehmerinnen bauen als erstes Ein- und Zweiwortwortäußerungen auf. Daran schließt die Phase der Mehrwortäußerungen mit Verbendstellung an, die von der Phase der Verbzweitstellung abgelöst wird. Danach stehen das flexible Vorfeld und der Aufbau von Frage-, sowie Nebensatzstrukturen im Fokus der Therapie. Eine ähnlich große Gruppe (30%) hat angegeben, dass sie die rezeptive Modalität der expressiven vorschaltet.

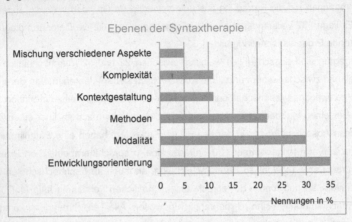

Abbildung 3 Darstellung der Ebenen der Syntaxtherapie

22% der Teilnehmerinnen haben als Ebenen der syntaktischen Therapie die Abfolge verschiedener methodischer Elemente benannt. Auf die Inputspezifizierung folgen meist die Modellierung und rezeptive Übung. Daran knüpfen expressive Übungen, Metasprache und die Kontrastierung an. Auch das Corrective Feedback wurde mehrfach als methodisches Element genannt.

11% der Befragten haben angegeben, dass sie die Ebene der Komplexität steigern, indem sie von einfachen Satzstrukturen (Subjekt-Verb) zu Sätzen mit einem und später mit zwei Objekten übergehen, bevor sie Fragesätze, Objekttopikalisierungen, parataktische und zum Abschluss hypotaktische Satzstrukturen fokussieren. Ebenfalls 11% haben erläutert, den Kontext stufenweise zu erweitern, indem sie entweder vom Übungssetting zu spontansprachlichen Sequenzen steigern oder reduzierte Kontexte für die Produktion kreieren, bevor sie freiere Kontexte schaffen, um im Anschluss den Transfer in die Spontansprache zu begleiten.

5% der Teilnehmerinnen haben als Ebenen der syntaktischen Therapie eine Mischung verschiedener Elemente angegeben. Sie beginnen mit metasprachlichen Einheiten, setzen dann den Du-Trigger ein, woraufhin die Verb-Argument-Struktur erarbeitet wird. Dann folgt die Verbendstellung im Nebensatz, es kommt zur visuellen Unterstützung dieser Übungen und zur expressiven Festigung, wobei dieser Prozess durch den Einsatz des Corrective Feedbacks unterstützt wird.

3.3.2 Darstellung der Kriterien zur Steigerung innerhalb der Therapie

Die Befragten haben unterschiedliche Kriterien angegeben, anhand derer sie ihre Syntaxbehandlungen innerhalb eines Therapieintervalls steigern. 32% heben das Niveau an, wenn sich eine „sichere produktive Anwendung" der Zielstruktur in der Spontansprache zeigt (vgl. Abb. 4). 24% der Befragten steigern, sobald rezeptive Fähigkeiten „sicher erworben" sind (variierende Angaben zwischen 70-80-90%iger Sicherheit). 19% gaben als Kriterium an, dass eine Phase sicher beherrscht werden muss. 11% steigern, wenn der Entwicklungsschritt erreicht und die Regel verstanden ist, wohingegen ebenfalls 11% der Befragten wenige (< als 80%) spontane Zielstrukturverwendungen zur Steigerung ausreichen. Zudem gaben 8% der Befragten Erfolg in der Übung als Kriterium an. 5% beobachten die Spontansprache und weitere 5% beschrieben ihr Steigerungsverhalten unabhängig von dem Verhalten bzw. den Leistungen des Patienten.

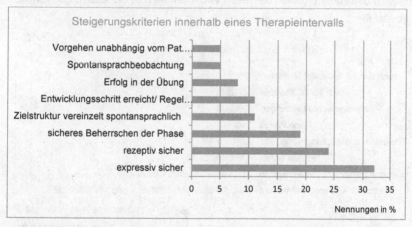

Abbildung 4 Steigerungskriterien innerhalb eines Therapieintervalls

Die Teilnehmerinnen wurden des Weiteren zu den Parametern befragt, anhand derer sie ihre Steigerungen vornehmen. Untersucht wurde, ob sie ihre Steigerung von der rezeptiven oder produktiven Sicherheit, den Aussagen der Eltern, auditiven Eindrücken während der Stunde, standardisierten Testergebnissen und/ oder Spontansprachanalysen abhängig machen. Die Befragten haben angegeben, dass sie Steigerungen innerhalb eines Therapieintervalls in erster Linie auf der Basis auditiver Eindrücke (84%) sowie der rezeptiven (78%) und expressiven Sicherheit (70%) vornehmen (vgl. Abb. 5).

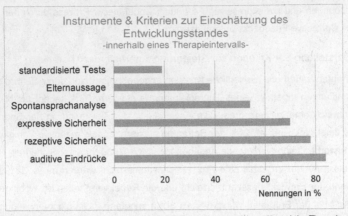

Abbildung 5 Parameter zur Einschätzung des Entwicklungsstandes während der Therapie

3.3.3 Darstellung der Kriterien zur Einleitung einer Therapiepause

Eine Therapiepause leiten mit 46% knapp die Hälfte der Befragten ein, sobald die erarbeitete Zielstruktur produktiv beherrscht wird (mehr als 80% der Äußerungen korrekt, vgl. Abb. 6).

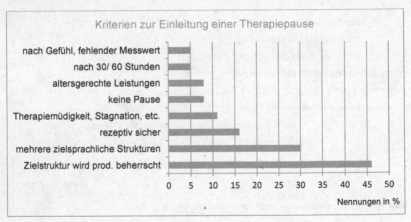

Abbildung 6 Kriterien zur Einleitung einer Therapiepause

30% der Teilnehmerinnen gaben an, dass ihnen mehrere zielsprachliche Strukturen (etwas weniger als 50% der Äußerungen) für eine Behandlungspause ausreichen. Die rezeptive Sicherheit stellt für 16% ein entscheidendes Kriterium für eine Pause dar. 11% denken bei Therapiemüdigkeit, mangelnder Motivation, Stagnationen und Problemen mit Folgeverordnungen über eine Therapiepause nach. 8% haben angegeben, dass altersgerechte Leistungen erforderlich sind und weitere 8% erachten Pausen generell nicht für sinnvoll, sondern weichen lieber auf eine andere linguistische Ebene, wie z.B. der Phonologie oder Morphologie, aus. Außerdem haben 5% geäußert, dass die Stundenanzahl ein wichtiges Kriterium darstellt (nach 30 bzw. 60 Stunden sei eine Pause denkbar) und 5% pausieren nach Gefühl und ohne feste Regeln bzw. Messwerte.

Für die Einleitung einer Behandlungspause sind den Teilnehmerinnen besonders die expressive Sicherheit (76%) sowie die Ergebnisse von Spontansprachanalysen (67%) und standardisierten Tests wichtig (65%, vgl. Abb. 7).

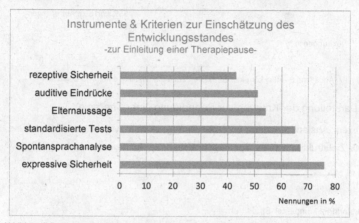

Abbildung 7 Parameter zur Einschätzung des Entwicklungsstandes zur Einleitung einer Pause

Die Befragten wurden außerdem gebeten einzuschätzen, wie hoch der Anteil korrekter produktiver Strukturen sein soll, um eine Pause oder das Ende der Behandlung einzuleiten, sofern die Produktion ein wichtiges Entscheidungskriterium für sie darstellt.

35% der Befragten veranlassen eine Pause, sobald 50% der Äußerungsstrukturen korrekt sind. 31% der Befragten tendieren bei 75% Korrektheitsgrad zur Pause (vgl. Abb. 8)[2]. Mit jeweils 8% der Befragten haben sich wenige für einen 25- und auch 95%-Anteil erforderlicher korrekter Strukturen entschieden. 4% der Teilnehmerinnen geben einen 5%-Anteil als ausreichend für die Veranlassung einer Therapiepause an.

---

[2] Da Einzelnennungen nicht berücksichtigt wurden, ergeben die Angaben keine Summe von 100%.

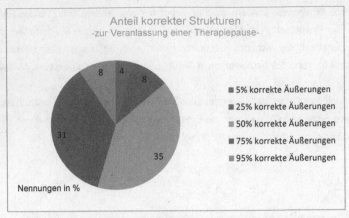

Abbildung 8 Anteil korrekter Strukturen zur Veranlassung einer Therapiepause

3.3.4 Darstellung der Kriterien zur Beendigung einer Therapie

Mit großem Abstand beenden 65% der Befragten eine syntaktische Behandlung, sobald alle Zielstrukturen in der Spontansprache beherrscht werden (vgl. Abb. 9).

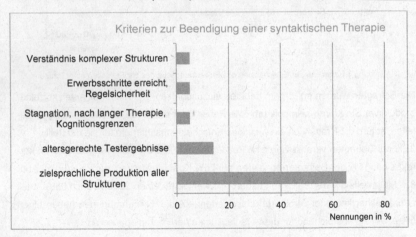

Abbildung 9 Kriterien zur Beendigung einer syntaktischen Therapie

Für 14% ist entscheidend, dass sich anhand von standardisierten Tests eine altersgerechte Sprachentwicklung nachweisen lässt. 5% der Teilnehmerinnen beenden eine Behandlung, wenn sich Stagnationen nicht auflösen lassen, eine lange Therapiezeit hinter ihnen liegt oder kognitive Ressourcen ausgeschöpft sind. Weitere 5% schließen eine Therapie ab, wenn die wichtigsten Erwerbsschritte erreicht sind und Regelsicherheit erkennbar ist. Abschließend haben 5% angegeben, dass für sie das Verständnis komplexer Satzstrukturen für die Beendigung der Behandlung entscheidend ist.

Die Befragten machen ihre Entscheidung, eine syntaktische Therapie zu beenden, in erster Linie von den Ergebnissen standardisierter Tests (81%), der expressiven Sicherheit (70%) und einer Spontansprachanalyse (57%) abhängig (vgl. Abb. 10).

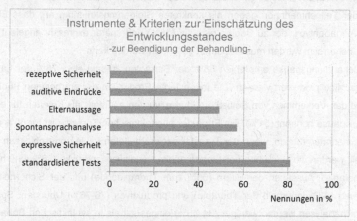

Abbildung 10 Parameter zur Einschätzung des Entwicklungsstandes für die Beendigung der Therapie

Für das Ende einer Behandlung haben die Teilnehmerinnen höhere erforderliche prozentuale Anteile korrekter Äußerungen angegeben (vgl. Abb. 11). 62% der Befragten beenden eine Therapie, sobald 95% der Strukturen produktiv korrekt sind. 27% schließen die Behandlung bei 75%igem und 8% bei 50%igem Korrektheitsgrad ab.

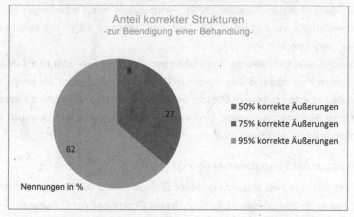

Abbildung 11 Anteil korrekter Strukturen zur Beendigung einer Behandlung

3.3.5 Darstellung der Kernelemente zur Steigerung phonologischer Therapien

In der Steigerung phonologischer Therapien zeigt sich ein etwas anderes Bild.

78% der Befragten beschreiben bei der Frage nach zu durchlaufenden Zielebenen, dass vom Phonem zur Silbe, zum Pseudowort, zum Realwort, zum Satz und zum Text gesteigert wird, bevor sie den Transfer in die Spontansprache unterstützen.

Viele der Teilnehmerinnen geben als konkretes Steigerungskriterium an, dass 80% eines Aufgabentyps, der zu Beginn rezeptiv (58%) und später expressiv angelegt ist (73%), beherrscht werden müssen, damit gesteigert werden kann.

Eine Behandlungspause empfehlen 58% der Befragten, sobald etwa 75% der Laute zielsprachlich produziert werden. Die inkonstante Produktion der erarbeiteten Phoneme und das Vorkommen von Selbstkorrekturen wurden ebenfalls als Kriterien für eine Therapiepause benannt (51%). Ein Ende der phonologischen Therapie ist für 69% der Teilnehmerinnen ratsam, wenn der Transfer der erarbeiteten Laute abgeschlossen ist. Beurteilt werden die kindlichen Leistungen anhand auditiver Eindrücke (88% innerhalb der Therapie), Aussagen der Eltern (66% zum Therapieende) und der Sicherheit in rezeptiven (92% innerhalb der Therapie) und produktiven (70-76%) Übungen. Spontansprachanalysen werden weniger (34-46%) eingesetzt als in syntaktischen Behandlungen.

3.3.6 Darstellung der Steigerungsquellen

Die Teilnehmerinnen der Umfrage haben angegeben, dass ihr Steigerungsverhalten in erster Linie auf Erfahrungswerten basiert (97%). Weitere Quellen sind Lehrinhalte aus der Ausbildung und dem Studium (89%), Informationen aus Fortbildungen (62%), Lehrbüchern (57%) und Artikeln (57%). Auch der Austausch mit Kolleginnen beeinflusst das Steigerungsverhalten (5%).

Als konkrete Quellen wurden die Weiterbildungen von Fox-Boyer zum POPT-Ansatz (73%) und von Kauschke und Siegmüller zum PLAN (59%) angegeben. Mit jeweils 5% nannten die Befragten außerdem Motsch, Dannenbauer, Schlag und Kruse als Impulsgeber für ihr Steigerungsverhalten. Und mit ebenfalls 5% wurde das Lehrbuch von Kannengieser (2009) als Quelle erwähnt.

3.4 Diskussion der Steigerungsbefragung

Neben der methodischen Umsetzung dieser Befragung sind die Steigerungsebenen und der Bezug der Steigerungskriterien zur Theorie Gegenstand der Diskussion.

3.4.1 Diskussion der methodischen Umsetzung der Befragung

Bei der Konzeption der Umfrage wurde der Versuch unternommen, die Antwortmöglichkeiten der geschlossenen Fragen spracherwerbsmodellübergreifend zu formulieren, um die Teilnehmer nicht zu beeinflussen. Aus dem gleichen Grund wurden offene den geschlossenen Fragen vorgeschaltet, wobei letztere um offene Antwortfelder (sonstiges, andere) erweitert wurden, um Antworten erfassen zu können, die bei der Konzeption nicht bedacht worden sind. Es war außerdem möglich, eine Frage zu überspringen, sofern ein Kriterium für eine Befragte nicht relevant war.

Wie die Ergebnisse der Steigerung innerhalb einer Behandlung hinsichtlich der rezeptiven Sicherheit anschaulich zeigen, kommt es bei den Antworten auf offene und geschlossene Fragen zum Teil zu großen Diskrepanzen, die den Wahrheitsgehalt der Antworten in Frage stellen (vgl. Abb. 4 und 5).

Mehrheitlich wurde im Zuge der Umfrage rückgemeldet, dass die Beantwortung der phonologischen Fragen einfacher gewesen sei als die der syntaktischen. Dies stützt die Entscheidung, den Teilnehmerinnen mit der phonologischen Befragung den Einstieg zu erleichtern. Dass die Antworten des Phonologieteils die des Syntaxteils beeinflusst haben könnten, kann jedoch nicht ausgeschlossen werden.

Die hohe Abbruchquote kann durch drei Faktoren erklärt werden. Trotz der Pilotierung scheint die Instruktion der Befragung nicht eindeutig genug formuliert worden zu sein. Es scheinen sich Leute außerhalb der Zielgruppe angesprochen gefühlt zu haben. Viele Teilnehmerinnen haben nach dem Phonologieteil angegeben, syntaktische Störungen gar nicht zu behandeln. Einige weitere erklärten, dass sie keine konkreten Kriterien zur Steigerung ihrer syntaktischen Therapien kennen würden und die Befragung deshalb nicht fortsetzen könnten. Dies unterstreicht den Verdacht, dass bisherige Steigerungen erfahrungsbasiert und eher unsystematisch bzw. unbewusst vorgenommen werden. Des Weiteren berichteten einige Teilnehmerinnen, dass sie die Befragung aus unterschiedlichen Gründen unterbrechen mussten und es aus technischen Gründen daher automatisch zum Abbruch kam.

3.4.2 Diskussion der Resultate der Umfrage

Nachfolgend wird diskutiert, welche Zielebenen und Steigerungskriterien in phonologischen sowie syntaktischen Therapien bisher bedacht werden und welchen Theoriebezug diese Kriterien aufweisen.

Die Steigerungsebenen, die zumeist die hierarchischen Zielstrukturen der Behandlung abbilden, orientieren sich in weiten Teilen an den Beschreibungen der ungestörten Entwicklung. Dies deckt sich mit den Erwartungen, da die aktuellen Therapieansätze, auf die sich die Befragten bezogen haben, ebenfalls eine detaillierte Vorgabe der Reihenfolge für die Zielebenen liefern. Dass die Steigerungsebenen an den Ergebnissen wissenschaftlicher Forschung des ungestörten Spracherwerbs ausgerichtet sind, kommt den Forderungen nach theoretischer Basierung demnach sehr nahe. Entwicklungsparameter wie Dynamik und Geschwindigkeit scheinen das Steigerungsverhalten hingegen nicht zu prägen.

Für die Zugrundelegung methodischer, komplexitäts- und settingbezogener Steigerungsebenen lässt sich in der Theorie keine Entsprechung finden. Besonders die Mischung diverser Elemente weist auf eine Handlungspraxis hin, die subjektiven Überzeugungen und Erfahrungswerten unreflektiert zu folgen scheint (vgl. Kap. 2.2.3).

Innerhalb einer Behandlung steigern die befragten Sprachtherapeutinnen die syntaktische Ebene in erster Linie, wenn sich eine sichere produktive oder rezeptive Leistung zeigt. „Sicher" wird von einigen mit einem etwa 80%igen Korrektheitsgrad konkretisiert. Woran die anderen festmachen, dass eine „Regel verstanden" oder „ein Entwicklungsschritt erreicht sei", bleibt offen. Die Bedeutung dieser Kriterien verstärkt sich deutlich bezogen auf die Einleitung einer Therapiepause oder das Beenden einer Behandlung. Das Kriterium der produktiven Kompetenz bestimmt ebenso wie die Zielsprachlichkeitsrate der Leistungen die Entscheidungen. Die Steigerungskriterien lassen sich folglich in die Klasse der ergebnisbezogenen Kriterien einordnen. Einflüsse aus dem physiologischen Erwerbsverlauf lassen sich hierbei nicht finden.

Die Ergebnisse unterstreichen die Ausführungen von Siegmüller (2014), dass vortheoretische Überzeugungen bis heute die praktische Umsetzung der Behandlungen beeinflussen. Demnach ist sowohl die ergebnisbezogene Produktionsorientierung als auch die Vergleichsgröße der Zielsprache Erwachsener aus heutiger Sicht wissenschaftlich schwer begründbar (vgl. Kap. 2.2.3). Deutlich wird, dass unterschiedlichen Modellen Kriterien und Perspektiven entnommen werden. Die Kombination dieser Elemente führt zu Argumentationsbrüchen, da der theoretische Rahmen nicht kohärent ist. Welche Auswirkungen dies auf die Effektivität der Behandlungen hat, kann nur vermutet werden.

Der Entwicklungsperspektive des Emergenzmodells, dass Kinder aktiv und eigendynamisch Neues lernen, wird mit der Begleitung des Strukturerwerbs bis zur vollständigen Etablierung neuer Fähigkeiten nicht entsprochen. Vielmehr scheint von einem Trainingsgrundsatz ausgegangen zu werden, bei dem vielfältige Strukturformen für die Etablierung wiederholt und gefestigt werden müssen. In Erscheinung tretende entwicklungstypische, noch schwache Strukturen werden scheinbar als Beleg für den unvollständigen Erwerb interpretiert und als Begründung für die Fortsetzung der therapeutischen Unterstützung herangezogen.

Die Kriterien zur Steigerung phonologischer und syntaktischer Therapien unterscheiden sich in den ergebnisbezogenen Parametern kaum. Bei syntaktischen Störungen wird der für eine Behandlungspause erforderliche, produktive Korrektheitsgrad etwas geringer angegeben als bei phonologischen Störungen. Dies mag daran liegen, dass das 80%-Kriterien eng mit dem populärsten phonologischen Therapieansatz verknüpft ist (POPT: Fox, 2003; vgl. Kap. 2.2.2.5). Dennoch lässt sich für die hohe Quote der produktiven Korrektheit in der Theorie keine Entsprechung finden.

Die Auswahl der phonologischen und syntaktischen Zielebenen erfolgt der Umfrage zufolge auf unterschiedliche Weise. Während sich die Steigerungsebenen der syntaktischen Therapie überwiegend an der physiologischen Entwicklung orientieren, beschreibt ein Großteil der Befragten die zu durchlaufenden phonologischen Ebenen hinsichtlich der Komplexität und Größe der Einheiten. Diese unterschiedliche Ausrichtung erweckt den Anschein, dass die Planung der Therapie eng orientiert an den zurzeit populärsten Therapieansätzen vorgenommen wird. Den hinter den Ansätzen stehenden theoretischen Modellen wird dabei vermutlich nur wenig Aufmerksamkeit geschenkt. Das Steigerungsverhalten der Therapeutinnen scheint sich somit je nach Behandlungsschwerpunkt unbewusst zu ändern. Vorgaben und Argumentationslinien der verwendeten Methode werden offenbar unreflektiert oder schlichtweg aufgrund mangelnder Alternativvorschläge übernommen.

Die Angabe der Steigerungsquellen deckt sich mit den bereits beschriebenen Vermutungen. Als mit Abstand häufigste Literaturquelle werden Fortbildungen oder Veröffentlichungen zum POPT-Ansatz von Fox und dem PLAN von Kauschke und Siegmüller angegeben. Den Artikeln und Fachbüchern lassen sich jedoch kaum Steigerungsempfehlungen entnehmen. Die vorgegebenen Zielebenen werden von den Therapeutinnen adaptiert. Konkrete theoretische Quellenangaben machen sie nicht, wobei dies aufgrund fehlender wissenschaftlicher Untersuchungen gar nicht anders möglich wäre.

Darüber hinaus geben fast alle Befragten an, dass sie ihre Steigerungen aus eigenen Erfahrungswerten ableiten. Dies bestätigt die Einschätzung der Theoretiker, dass Behandlungsentscheidungen in erster Linie auf subjektiven Überzeugungen und Einschätzungen fußen.

Die Behandlung wird neben der bereits beschriebenen „rezeptiven und produktiven Sicherheit" auf der Basis auditiver Eindrücke gesteigert. Dieses Vorgehen ist wenig zeitintensiv und lässt sich gut mit den geringen zeitlichen Ressourcen des Praxisalltags vereinbaren. Wie zuverlässig und objektiv sich die Fähigkeiten des Kindes auf diesem Wege abbilden lassen, sei jedoch in Frage gestellt. Die Einleitung einer Behandlungspause wird durch Ergebnisse von Spontansprachanalysen gestützt. Einmalige Spontanspracherfassungen können zwar die Dynamik der Entwicklung schwer abbilden, lassen aber differenziertere Rückschlüsse auf den sprachlichen Entwicklungsstand zu. Die Beendigung einer Behandlung basiert neben Spontansprachanalysen zumeist auf den Ergebnissen standardisierter Tests. Dies spiegelt den Anspruch der Therapeutinnen wider, das Kind erst bei zielsprachlichen bzw. altersgerechten, unauffälligen Leistungen aus der Behandlung zu entlassen.

Die Auswahl der eingesetzten Instrumente und Maßstäbe bilden ebenso wie die benannten Steigerungskriterien weder die Dynamik des kindlichen Fortschrittes noch die entwicklungsbedingten Leistungsschwankungen ab. Es erscheint aber wichtig, sich immer wieder aufs Neue ein genaues Bild von den sprachlichen Fähigkeiten des Kindes zu verschaffen und den Entwicklungsgrad jeder einzelnen Struktur zu beobachten, um die Momente neuer Erwerbstendenzen zu erfassen. Aus diesem Grund sollten Therapiesequenzen aufgezeichnet und ausgewertet werden, denn das kindliche Sprachsystem ist kein statisches Gebilde, sondern es weist Bewegung auf, auf die das sprachtherapeutische Angebot reagieren muss (Dannenbauer, 1999).

Abschließend lässt sich zusammenfassen, dass Therapien bisher überwiegend auf der Basis vortheoretischer und erfahrungsbasierter Parameter gesteigert werden. Die Dynamik der kindlichen Entwicklung, die Instabilität neu erworbener Strukturen und die Vergleichsgröße der ungestörten Kindersprache scheinen bisher kaum Berücksichtigung zu finden.

Aus diesem Grund können aus der bisherigen Steigerungspraxis neben der entwicklungsorientierten Festlegung der Steigerungsebenen keine Aspekte übernommen werden. Wichtig ist jedoch, die Steigerungshandhabung und Perspektive der Sprachtherapeutinnen zu kennen, um die Zielrichtung neuer Kriterien in der Zusammenarbeit mit externen Therapeutinnen im Rahmen der zweiten empirischen Studie zu betonen.

4 Empirische Untersuchung II

Entwicklung, Pilotierung und Evaluation eines Steigerungssystems für den Erwerb der Verbzweitstellung

In der zweiten empirischen Studie wird zunächst ein Steigerungssystem für die Therapie der Verbzweitstellung nach dem DYSTEL-Konzept entworfen. Dieses wird in der Pilotierung erprobt und auf den Theoriebezug hin überprüft. Im Anschluss wird der Steigerungsentwurf überarbeitet und das modifizierte System anhand von Einzelfällen untersucht sowie evaluiert.

Das Ziel der Entwicklung eines Steigerungssystems besteht darin, Übergangsschritte im Erwerb anhand definierter Kriterien zu registrieren, um das Niveau der Therapie frühzeitig an die sich verändernden Fähigkeiten des Kindes angleichen zu können.

4.1 Etappensystem als Ausgangsbasis

Da die Steigerungskriterien für die DYSTEL-Therapie entworfen werden, ist es sinnvoll, zuerst die Zielebenen der Therapie und damit die Ausgangsbasis für die Steigerungen zu skizzieren.

Zu Beginn dieser Arbeit hat das Manual des DYSTEL-Projektes nur die Beschreibung dreier Etappen für Kinder mit entwicklungschronologischer Symptomatik enthalten (vgl. Tab. 4). Die Zielstellung der ersten Etappe ist die Auslösung verschiedener Prädikate in zweiter Satzposition gewesen. Dies entspricht dem Übungsbereich *Anbahnung und Festigung der Verbzweitstellung im Aussagesatz* des PLAN. Mit der zweiten Etappe sollte die Entwicklung der Auxiliarstruktur und lexikalischer Verben in zweiter Satzposition angestoßen werden. Für diese Etappe gibt es keine Entsprechung im PLAN.

Tabelle 4 Anfängliches Etappensystem des DYSTEL-Projektes

Symptome des Kindes als Voraussetzung für die jeweilige Etappe	Beispiel	Etappenzuordnung
Mehrwortäußerungen	Mama Auto auch. Papa Tür zu.	lexikalische Therapie
sichere Verbendstellung: Mehrwortäußerungen mit finalem, unflektiertem Verb	Lisa auch wollen. Lisa Bild malen.	1
SPO-Strukturen mit Verb in 2. Position	Ich will das. Mama hat den Ball.	2
Lexikalische Verben in 2. Position	Ich spiele Ball.	3

In der dritten Etappe hat es sich um die Flexibilisierung der Satzstrukturen durch W-Fragen und Nebensätze gehandelt, die vergleichbar mit den Übungsbereichen *Aufbau von Fragestrukturen* und *Aufbau von Nebensätzen* des PLAN ist (Siegmüller & Kauschke, 2006: 139-141). Beendet wurde die Therapie, wenn ein Kind das Vorfeld flexibel besetzt sowie W-Fragen und Nebensätze produziert. Anhand der Symptombeschreibung ist eine erste Orientierung möglich gewesen, welche Voraussetzungen die Kinder für die jeweiligen Etappen mitbringen sollten. Kriterien zur Steigerung sind nicht beschrieben worden. Es wurden lediglich Ausdrücke wie „wenn das Kind Struktur x produziert" oder „eine sichere Verbendstellung zeigt" verwendet. In welchem Umfang dies für den Etappeneinstieg oder die Etappensteigerung nötig ist, wurde nicht näher definiert.

Es wurde außerdem beschrieben, dass drei bis fünf Stunden für eine Etappe verwendet werden sollen. Wenn das Kind das festgelegte Therapieziel in dem Zeitraum nicht erreicht, wird die Festlegung der Etappe überprüft. Die Etappenzuordnung erfolgt anhand der am häufigsten vom Kind verwendeten produktiven Strukturen. Dazu werden spontane Äußerungen des Kindes in eine Checkliste des DYSTEL-Projektes eingetragen. Jedoch wurde weder die Qualität noch die Form der Erhebung näher definiert, so dass je nach Auswahl geäußerter Spontansprachstrukturen ein unterschiedlicher struktureller Entwicklungsstand abgebildet werden konnte.

Im Laufe des Projektes wurde das Etappensystem überarbeitet (vgl. Tab. 5). Die frühere zweite und dritte Etappe wurden unterteilt, so dass differenzierte Zwischenstufen entstanden sind, die eine bessere Anpassung an die kindlichen Erwerbsschritte ermöglichen (Siegmüller, 2013).

Tabelle 5 Überarbeitetes Etappensystem des DYSTEL-Projektes

Symptome des Kindes als Voraussetzung für die jeweilige Etappe	Beispiel	Etappenzuordnung
Mehrwortäußerungen	Mama Auto auch. Papa Tür zu.	lexikalische Therapie
sichere Verbendstellung: Mehrwortäußerungen mit finalem, unflektiertem Verb	Lisa auch wollen. Lisa Bild malen.	1
SPO-Strukturen mit Kopula in 2. Position[3]	Mama ist zu Hause. Ich hab Angst.	2
SPO-Strukturen mit Modalverben	Mama darf das haben. Ich will Eisenbahn schieben.	3
SPO-Strukturen mit Modalverben, Auxiliarstrukturen und Entscheidungsfragen	Ich darf Eis essen. Er hat Lisa gefüttert. Hast du das gemacht?	4
Keine flexible Vorfeldbesetzung und keine Nebensätze		5

Für das DYSTEL-Projekt wurden folglich, basierend auf Jordens Stufenmodell, fünf hierarchische Zielebenen für die Therapie der Verbzweitstellung definiert (vgl. Tab. 6;

---

[3] Die Kombination aus Kopula-Element und Objekt dürfte nicht möglich sein. Möglicherweise ist hier eine Struktur mit einer adverbialen Bestimmung statt der eines Objekts gemeint.

Siegmüller, 2013). Anhand welcher Kriterien die Etappenzuordnung vorgenommen bzw. auf die nächste Stufe gesteigert werden sollte, ist uneindeutig geblieben.

Tabelle 6 Ziele der DYSTEL-Etappen

Etappe	Ziel der Etappe
0	Aufbau des Verblexikons/ von Mehrwortäußerungen/ der Argumentstruktur
1	Aktivierung der Verbbewegung durch unbewusste Entwicklungsauslöser
2	Aufbau von Strukturen der lexikalischen Stufe
3	Aufbau von Strukturen der funktionalen Stufe
4	Aufbau von W-Fragen
5	Aufbau von Nebensätzen

4.2 Entwurf theoriegeleiteter Steigerungskriterien

Für die Entwicklung der Steigerungskriterien ist neben der qualitativen Festlegung spezifischer Zielstrukturen zu bestimmen, in welchem quantitativen Umfang diese Strukturen für die Steigerung in Erscheinung treten sollen. Gegenstand der Untersuchung sind die Etappen 1 bis 5. Die strukturellen Besonderheiten jeder Etappe, die in der frühen Beschreibung des Etappensystems skizziert wurden (vgl. Tab. 4), werden mit Jordens Ausführungen bezüglich des Erwerbs abgeglichen und detaillierter ausgeführt. Anhang 6 lässt sich entnehmen, welche Äußerungsstrukturen die Kinder als Voraussetzungen für den Einstieg in die jeweilige Etappe mitbringen sollten, welche Zielstrukturen Inhalt der Inputverstärkungen sind und welche syntaktische Struktur pro Etappe erworben werden soll.

4.2.1 Ausrichtung des Steigerungssystems

Da die Behandlung nach dem DYSTEL-Konzept das Ziel verfolgt, Kinder im Erwerbsprozess der Verbzweitstellung zu unterstützen (Siegmüller, 2013), erscheint die Ausrichtung der Steigerungskriterien an den Entwicklungsannahmen des Emergenzmodells sinnvoll. Dem Entwurf der Steigerungskriterien liegt das Stufenmodell von Jordens (2012; vgl. Kap. 2.1.4.1) zugrunde. Aus seinen detaillierten Erwerbsbeschreibungen werden qualitative Kriterien abgeleitet. Die Komplexität der Strukturen nimmt dabei stufenweise zu.

Im DYSTEL-Projekt stehen im Gegensatz zu einigen programmatisch ausgerichteten Therapieansätzen individuelle Verläufe, Etappenwechsel und Steigerungen im Vordergrund. Weder ein Durchlaufen aller Etappen noch das Steigern nach Stunde x erscheint zielführend.

In der Literatur beschriebene Steigerungsmaßstäbe hinsichtlich der Anzahl korrekter Strukturen wären im Prinzip auf das System der Syntax übertragbar. Dies erscheint jedoch nicht sinnvoll, da es beim syntaktischen Erwerb um die Entdeckung bestimmter Strukturen geht. Werden diese produktiv angewendet, kann die Struktur auf der Kompetenzebene als erworben gelten, auch wenn sie noch nicht in jeglichen Kontexten performant und etabliert ist (vgl. Kap. 2.1.3; Gershkoff-Stowe & Thelen, 2004). Zu erwarten wäre, dass die Anzahl korrekter Strukturen zu Beginn des Erwerbs gering ist, auch wenn die Struktur an sich bereits erworben wurde. Möglicherweise können Kinder die Transferphase eigenaktiv bewältigen, so dass bereits eine geringe Anzahl korrekter Strukturen zur Steigerung ausreichen kann. Dies könnte einen positiven Einfluss auf die Effektivität syntaktischer Therapien haben. Bereits nach erstmaliger Produktion neuer Strukturen kann davon ausgegangen werden, dass der dynamische Prozess der Reorganisation angestoßen worden ist, besonders wenn der floskelhafte Gebrauch dieser Struktur über ein geringes Maß an struktureller Vielfalt ausgeschlossen werden kann (vgl. Kap. 2.1.4.2). Für diese Entwicklung wird dann eine gewisse Zeitspanne benötigt, bis die neuen Fähigkeiten so stabil sind, dass sie dem Einfluss extrinsischer Faktoren standhalten können und das Kind nicht mehr mit Instabilität reagiert (Evans, 2001). Den Literaturvorschlägen zur Steigerung sprachtherapeutischer Behandlungen wird deshalb nur hinsichtlich der Erwerbsorientierung Folge geleistet.

4.2.2 Beschreibungs- und Betrachtungsperspektive

Da es sich bei dem Erwerb der Verbzweitstellung um einen Entwicklungsprozess handelt, erscheinen zielsprachliche, funktionale Begrifflichkeiten und Kriterien besonders in der lexikalischen Phase unangebracht. Aus diesem Grunde wird das Steigerungssystem eng an Jordens Auffassung angelehnt und die Formulierung qualitativer Strukturen seiner Erwerbsbeschreibung angepasst.

Der Anteil entwicklungsbedingter, noch schwacher Strukturen ist während der Behandlung entgegen der bisherigen Steigerungspraxis und Perspektive nicht relevant, da der Erwerb der Verbzweitstellung durch Instabilität und den Wechsel der Fähigkeitsebenen gekennzeichnet ist. Die Beobachtung richtet sich folglich an den Kompetenzen und nicht an den Defiziten des Kindes aus.

4.2.3 Ausschluss bestimmter Spontansprachstrukturen

Aus der Analyse der Spontansprache werden verschiedene Äußerungsstrukturen ausgeschlossen (vgl. Tab. 7). Dies sind z.B. mehrdeutige und unverständliche Äußerungen, die keine unmittelbaren Rückschlüsse auf die Verbposition zulassen sowie Ellipsen. Durch den Ausschluss von Imitationen und Floskeln wird versucht, nur kreativ produzierte Strukturen zu werten. Dannenbauer (1999) beschreibt zwar, dass Spontanimitationen als eine Art Brückenleistung zwischen rezeptiver Verfügbarkeit und erstem produktiven Sprachgebrauch gedeutet werden können, jedoch markieren sie nicht, dass das Kind die Struktur eigenständig generiert. Subjektfordernde W-Fragen, sowie Äußerungen, die aufgrund einer hohen Frequenz das Risiko der ganzheitlichen Speicherung bergen, z.B. Äußerungen mit topikalisierten Adverbialen (da, jetzt, hier), Imperativen (z.B. „Guck mal!") und kopulahaltigen W-Fragen („Wo ist..." und „Was ist..."), werden aus der Analyse ausgeschlossen.

Tabelle 7 Ausschluss von Spontansprachstrukturen

Struktur	Begründung des Ausschlusses
mehrdeutige Äußerungen	kein Rückschluss auf die Verbposition möglich
Ellipsen	kein Rückschluss auf die Verbposition möglich
Imitationen & Floskeln	ganzheitliches Speichern und Abrufen
subjektfordernde W-Fragen	kein Anzeichen einer Objekt- oder Adverbialtopikalisierung
hochfrequente Strukturen - W-Fragen mit Kopula - Imperative - Adverbialtopikalisierung	ganzheitliches Speichern und Abrufen: eigene strukturelle Generierung fraglich
unverständliche Äußerungen	kein Rückschluss auf die Äußerungsstruktur möglich

Äußerungen mit Prädikatstilgungen, flektierter Verbendstellung, unflektierten Prädikaten in zweiter Position, Auxiliartilgungen und Strukturen mit doppelter Vorfeldbesetzung werden separat vermerkt und in die Auswertung des Therapieerfolgs einbezogen. Unvollständige Strukturen und Äußerungen mit Platzhaltern fließen in die Analyse ein. (vgl. Tab. 8).

Tabelle 8 Äußerungen unvollständiger Strukturen und solcher mit Platzhaltern

unvollständige Strukturen	Strukturen mit Platzhaltern
Mödde nicht. Hab schon Käse. Möchte Milch trinken. Musse hier rein.	Ha kommst du e mir? Ich e das Buch aneschaut. Wegen der da debaut wird. Ich weiß, eme du gleich gewinnst.

Es handelt sich hierbei zwar nicht um zielsprachlich korrekte Formen, aber es finden bereits Elemente mit der gleichen Funktion und in der gleichen Position Verwendung.

4.2.4 Kriterienauswahl und Steigerung

Die Entwicklung dieses Steigerungsentwurfs für die Verbzweittherapie basiert auf Studien zum Verbzweiterwerb. Der Entwurf des Steigerungssystems für die DYSTEL-

Therapie sieht für jede Etappe qualitative Kriterien vor, die aus dem Finitheitsmodell (Jordens, 2012) abgeleitet sind.

In der lexikalischen Phase zeigen sich - abhängig vom Aktionsgrad des Prädikats - komplementär verteilte Strukturen, deren Komplexität sich bis zur verbalen Ergänzung hin ausweitet. Der Beginn der funktionalen Phase ist durch den Gebrauch von Auxiliarstrukturen geprägt. Danach folgen die Verbzweitstellung agentiver Prädikate sowie erste Topikalisierungen (Jordens, 2012; vgl. Kap. 2.1.4.1).

Jeder Etappe liegt ein spezifisches grammatisches System zugrunde. Für das Steigerungssystem wird definiert, welche Strukturen dieser Etappe entsprechen. Produziert das Kind mehrere Strukturen dieser Etappe, ist davon auszugehen, dass die Zielstrukturgrundzüge dieser Stufe erworben sind, so dass auf die nächste Stufe gesteigert werden kann. Der Entwurf ist Anhang 7 zu entnehmen und wird im Weiteren näher ausgeführt.

Für den Einstieg in Etappe 1 ist die Produktion unflektierter Verben in finaler Satzposition erforderlich. Für die Steigerung auf oder den Einstieg in Etappe 2 müssen sich flektierte Modal-, Zustands-, Partikelverben oder Kopulastrukturen in zweiter Position zeigen. Für Etappe 3 müssen verbale Ergänzungen zu beobachten sein, wohingegen für Etappe 4 sowohl Auxiliarstrukturen als auch Handlungsverben in zweiter Position in Erscheinung treten müssen. Etappe 5 wird relevant, sobald ein Kind sowohl Topikalisierungen als auch W-Fragen produziert (vgl. Kap. 2.1.4.1).

Innerhalb einer Stunde soll sich die jeweilige Zielstruktur für die Steigerung drei Mal zeigen. Dieses quantitative Kriterium wird in der Bemühung aufgestellt, die Steigerung nicht allein auf ganzheitlich gespeicherten Strukturen aufzubauen, die keinen tatsächlichen Strukturerwerb markieren.

Dass syntaktische Strukturen in hierarchischen Schritten erworben werden, ist unumstritten (Jordens, 2012; Siegmüller & Kauschke, 2006; Siegmüller, 2013; Clahsen, 1988). Welche Ebenen relevant sind und mit welchen Strukturverläufen die Steigerungen gestaltet werden können, muss theoretisch begründet und empirisch belegt werden. Die theoretische Einbettung ist zu diesem Zeitpunkt erfolgt und erste Ergebnisse des DYSTEL-Projektes deuten auf den Erfolg der festgelegten Etappenabfolge hin (Siegmüller, 2013). Im Rahmen der Pilotphase wird nun der Steigerungsentwurf auf den Prüfstand gestellt. Im Anschluss daran folgt die Überarbeitung der Kriterien, bevor in der Untersuchungsphase evaluiert wird, ob dieses theoriegeleitete Steigerungsvorgehen gewinnbringend für die Therapie der Verbzweitstellung sein kann.

4.3 Methodisches Vorgehen

Bevor die Pilotuntersuchung näher beschrieben wird, folgen zuerst die Ausführungen zum methodischen Vorgehen der zweiten empirischen Untersuchung.

4.3.1 Studienteilnehmer

Die Akquise der Teilnehmerinnen dieser Studie erfolgt über laufende Behandlungen des DYSTEL-Projektes, die Tätigkeit in einer logopädischen Praxis, den Hamburger Berufsverband-Verteiler und private Kontakte. Die externen Therapeutinnen wohnen in Bayern, Hamburg, Thüringen und Berlin. Sie sind mit den Grundzügen der Therapie nach dem PLAN (Siegmüller & Kauschke, 2006) vertraut und erhalten vor Therapiebeginn das Manual des DYSTEL-Projektes. Die Therapeutinnen führen eine bis ins Therapiematerial hinein einheitlich gestaltete, inputorientierte und steigerungstransparente Behandlung durch, die durch eine wöchentliche Supervision begleitet wird.

An der Untersuchung nehmen monolingual deutsch aufwachsende Kinder teil, die mindestens drei Jahre alt sind und als zentrales Symptom die fehlende oder unvollständige Verbzweitstellung aufweisen. Verbendstellungen, fehlende Flexibilität sowie das Ausbleiben von W-Fragen und Nebensätzen kennzeichnen die Äußerungsstrukturen. Die Kinder erreichen in den Untertests zum Verblexikon T-Werte von über 30 und zeigen mindestens Zweiwortäußerungen mit Prädikaten. Andere Entwicklungsauffälligkeiten stellen, mit Ausnahme der Hörstörung, kein Ausschlusskriterium dar.

Vor Therapiebeginn werden die Erziehungsberechtigten über das Ziel und den Ablauf der Untersuchung informiert. Sie erhalten ein Informationsblatt (vgl. Anhang 8) und unterschreiben eine Einverständniserklärung (vgl. Anhang 9) und werden über die Maßnahmen zum Datenschutz informiert. Jedes Kind erhält einen Projektnamen, über den der komplette Datenverkehr abgewickelt wird, so dass keine Rückschlüsse auf das Kind möglich sind.

4.3.2 Studiendesign

Da sich diese Studie im Rahmen des DYSTEL-Projektes bewegt, wird das Design des Projektes übernommen (vgl. Siegmüller, 2013). Es wird an dieser Stelle nur kurz skizziert.

Die Kinder erhalten vergleichbare Interventionen mit individueller Anpassung an die Fähigkeiten und die Entwicklungsgeschwindigkeit. In die Auswertung dieser Studie werden nur wirksame Therapien einbezogen. Im DYSTEL-Projekt findet sich die Vorgabe, dass das Maximum von 22 Sitzungen nicht überschritten werden soll. In dieser Untersuchung wird in Absprache mit einer externen DYSTEL-Gutachterin in Einzelfällen auch länger behandelt, wenn das Therapieziel erreichbar erscheint. Zwischen dem

Therapieende und der Nachhaltigkeitsuntersuchung erfolgt in Einzelfällen eine phonologische Therapie.

Als Studiendesign wird das Multiple-Baseline-Design von Kazdin (2001; 2011) zugrunde gelegt. Im Rahmen einer Baseline-Erhebung wird der kindliche Entwicklungsstand vor Beginn der Behandlung an mindestens drei unterschiedlichen Zeitpunkten abgebildet. Auf Basis der Ergebnisse erfolgt die Etappenzuordnung. Die Etappen werden je nach strukturellen Fähigkeiten des Kindes nacheinander durchlaufen, wobei jede Etappe als eigenständige Interventionsphase verstanden wird und bei entsprechenden Fähigkeiten übersprungen werden kann. Für diese Einschätzung wird der kindliche Entwicklungsverlauf nach der Baseline-Phase in jeder weiteren Therapiesequenz dokumentiert.

Anhand bisheriger Daten des DYSTEL-Projektes kann von reliablen Interventionseffekten ausgegangen werden. Das Design scheint für die Annahme, dass der Erwerb in abgrenzbaren Schritten verläuft, gut geeignet zu sein (Siegmüller, 2013).

4.3.3 Therapiekonzept

Wie bereits erwähnt wird dieser Arbeit die Methodik des manualgeleiteten DYSTEL-Projektes zugrunde gelegt. Mit der Behandlung wird das Ziel verfolgt, instabile syntaktische Erwerbsprozesse des Kindes in einen stabilen und flexiblen Endzustand zu überführen (Siegmüller, 2013).

4.3.3.1 Diagnostik & Dokumentation

Allgemeine Entwicklungsparameter werden am Anfang der Behandlung anamnestisch erfasst. Vor Beginn und nach Abschluss der Therapie wird das grammatische und lexikalische Fähigkeitsprofil der Kinder mittels standardisierter Tests abgebildet. Eingesetzt werden Teile der *Patholinguistischen Diagnostik bei Sprachentwicklungsstörungen* (PDSS: Kauschke & Siegmüller, 2010), sowie je nach Verfügbarkeit der *Test zum Satzverständnis von Kindern* (TSVK: Siegmüller et al., 2011) bzw. der *TROG-D* (Fox, 2013), ebenfalls ein Test zur Überprüfung des Grammatikverständnisses. Das Datenblatt zur Dokumentation der Diagnostikergebnisse ist Anhang 10 zu entnehmen. Zusätzlich wird in jeder Baselineeinheit Spontansprache des Kindes erhoben, anhand derer die individuelle Startetappe ausgewählt wird. Etwa drei Monate nach Behandlungsende werden im Rahmen einer Nachhaltigkeitsuntersuchung erneut die in den Prä- und Posttest auffälligen Untertests wiederholt. Der Umfang des Posttests und Follow Ups variiert demnach von Kind zu Kind. Sowohl nach Abschluss der Therapie als auch drei Monate später wird außerdem eine produktive Elizitierung von W-Fragen eingesetzt, die im DYSTEL-Projekt entwickelt wurde.

Zusätzlich zu den Datenerhebungen vor und nach der Interventionsmaßnahme wird die Spontansprache prozessorientiert, therapiebegleitend erfasst, quasi als *snapshots of behavior at different points along a developmental trajectory (Hirsh-Pasek et al., 2004: 32)*. Hierbei werden Entwicklungsprozesse qualitativ abgebildet. Durch die empirische Kontrolle der Fortschritte des Kindes nach jeder Therapieeinheit erfolgt die Zielfestlegung in Abhängigkeit von der individuellen Entwicklungsd ynamik. Zeigt ein Kind neue Strukturen, wird ggf. ein Etappenwechsel oder das Überspringen einzelner Etappen veranlasst.

4.3.3.2 Stundenaufbau

In jeder Stunde werden zwei auf den nächsten Entwicklungsschritt des Kindes ausgerichtete Inputverstärkungen eingesetzt, die in Form bildunterstützter Geschichten durchgeführt werden. Nach jeder Inputverstärkung erfolgt eine kurze Pause, in der das Kind das Gehörte verarbeiten kann (Siegmüller, 2013). Im Anschluss daran werden zur Datenerhebung und produktiven Erprobung Rollen- und Freispielsituationen geschaffen. Umrahmt wird die Therapieeinheit von einer kurzen Begrüßungs- und Abschlusssequenz.

4.3.3.3 Inputverstärkung und Inputstärke

Als Therapiemethode wird ausschließlich die Inputverstärkung angewendet. Diese ist eine nach Inputstärke kontrollierte Inputspezifizierung. Die Inputgabe erfolgt ausschließlich in Form von Inputsequenzen, da diese einen stärkeren Impuls setzen als interaktive Inputspezifizierungen (Siegmüller, 2014b).

Als Mindestmaß beträgt die Inputstärke für diese Untersuchung 0,7. Das bedeutet, dass 7 von 10 Strukturen der vorbereiteten Inputsequenz die Zielstruktur der jeweiligen Etappe beinhalten. Die Zielstrukturabfolge kann Anhang 6 entnommen werden.

4.4 Pilotierung der Steigerungskriterien

Der Steigerungsentwurf wird in einem Zeitraum von etwa fünf Monaten an einer Kindergruppe erprobt. Im Folgenden werden die methodischen Eckpfeiler dieser Erprobung beschrieben. Daraus resultierend werden die Anpassungen einiger methodischer Elemente und der Steigerungskriterien für die Untersuchungsphase ausgeführt. Neben der theoretischen Ableitung der Kriterien werden Datenerhebungs-, Supervisions- und Auswertungsprozesse kritisch hinterfragt.

4.4.1 Probanden der Pilotphase

An der Pilotierung der Steigerungskriterien nehmen 13 Kinder teil. Diese werden von 10 externen Therapeutinnen betreut. Die Kinder sind zu Behandlungsbeginn zwischen 3;0 und 6;7 Jahre alt und erhalten je nach syntaktischem Profil Therapie auf unterschiedlichen DYSTEL-Etappen.

4.4.2 Methodische Umsetzung der Pilotierung

In der Erprobungsphase sollen die Therapeutinnen pro Therapieeinheit etwa 50 aufeinanderfolgende spontane Äußerungen des Kindes notieren. Diese werden nach der Stunde sowohl von der Therapeutin als auch von der Supervisorin ausgewertet. Zu diesem Zweck erhalten die Therapeutinnen vorab den Steigerungsentwurf (vgl. Anhang 7) und eine Übersicht über die verschiedenen Spontansprachstrukturen, damit sie die jeweiligen steigerungsrelevanten Strukturen erkennen lernen (vgl. Anhang 11). Nach Abstimmung der Ergebnisse wird die Etappenzuordnung überprüft und die Folgesitzung geplant. In regelmäßigen Abständen von etwa drei bis fünf Therapieeinheiten werden zusätzlich Tonbandaufnahmen gemacht, um den Entwicklungsstand anhand der Spontansprachprobe zu objektivieren.

4.4.3 Analyse methodischer und theoretischer Elemente der Pilotphase

Die Pilotphase hat einige Überlegungen aufgeworfen, die nachfolgend in Form einer qualitativen Reflektion ausgeführt werden. Aufgrund der Qualitätseinschränkungen der Datenerhebung sind die einzelfallbezogenen Ergebnisse in Hinblick auf die Evaluation des Steigerungssystems wenig aussagekräftig. Eine quantitative Ergebnisauswertung erfolgt daher an dieser Stelle nicht.

4.4.3.1 Datenaustausch und Datenauswertung

In der Erprobungsphase zeigt sich, dass der Datenaustausch nicht in dem Maße gelungen ist, wie er für diese Arbeit angestrebt wurde. Dies könnte in den abweichenden Dokumentationsvorgaben des anfänglichen DYSTEL-Projekt-Manuals begründet liegen, die einen Datentransfer nach etwa drei bis fünf Stunden vorgesehen haben. Viele externe Therapeutinnen haben in unregelmäßigen Abständen Transkripte eingereicht, die zum Teil auch nur wenige spontansprachliche Äußerungen des Kindes enthalten haben. Ob diese Äußerungsbeispiele verschiedenen Therapiesituationen entstammten oder in einer Sequenz transkribiert wurden, kann nicht nachvollzogen werden. Dies birgt die Gefahr, dass durch das Transkript nur bestimmte strukturelle Anteile des kindlichen Fähigkeitsprofils übermittelt wurden. Ob eher fortgeschrittene oder noch auffällige Strukturen von der Therapeutin erfasst wurden, ist kaum beurteilbar. Dies erschwert, sich einen möglichst objektiven wöchentlichen Eindruck von den sich verändernden strukturellen Fähigkeiten des Kindes zu verschaffen. Durch das unregelmäßige Erstellen und Versenden von Audioaufnahmen wurde dies noch verstärkt.

Die Analyse der Daten baut folglich auf dem Vertrauen in die Transkriptionsfähigkeiten der behandelnden Therapeutin auf. Imitatorische Leistungen, Leistungsschwankungen, die strukturelle Breite kindlicher Äußerungen und der Kontext der Spontanspracherhebung können nur sehr eingeschränkt erfasst und ausgewertet werden. Dies entspricht nicht den gewünschten Qualitätsmerkmalen dieser Arbeit.

Durch den unregelmäßigen Datentransfer ist es außerdem schwer möglich gewesen, auf Fähigkeitsveränderungen direkt mit einer Steigerung zu reagieren. Des Weiteren lässt sich eine geringe Datenmenge nicht mit dem Kriterium vereinbaren, dass sich die jeweiligen strukturellen Fähigkeiten für die Steigerung mehrfach in einer Einheit zeigen sollen.

Für die Untersuchungsphase bedarf es der Festlegung methodischer Qualitätskriterien, um zu verlässlicheren und aussagekräftigeren Daten zu gelangen. Veränderungen und Wachstumsmechanismen können nur durch detaillierte Echtzeit-Prozessbeobachtungen verstanden werden (Gershkoff-Stowe & Thelen, 2004). Subjektive, fluktuierende Ausschnitte werden diesem Anspruch nicht gerecht.

4.4.3.2 Inputstärke und Freispielgestaltung

Durch Audioaufnahmen und verschiedene Gespräche mit externen Therapeutinnen hat sich gezeigt, dass in der DYSTEL-Therapie hin und wieder selbstgeschriebene Inputverstärkungen eingesetzt wurden, die den Qualitätskriterien des Projektes nicht genügen. Es wurden zum Teil Sequenzen mit einer zu geringen Inputstärke verwendet. Zudem traten wiederholt Kommunikationssequenzen innerhalb einer Inputverstärkung zwischen dem Kind und der Therapeutin auf, die einen negativen Einfluss auf die Stärke des Inputs haben. Diese Gefahr scheint besonders bei dem Input von W-Fragen zu bestehen, weil manche Kinder auf die Fragen der Therapeutin reagieren und sich daraus ein kurzer Dialog entwickelt.

Außerdem wurde deutlich, dass die Gestaltung der Freispielsituationen und demnach des Settings der Spontanspracherhebung beeinflusst, welche Strukturen von einem Kind gezeigt werden können. Wird z.B. ausschließlich eine Spielsituation in der Gegenwart kreiert, ist die Produktion von Auxiliarstrukturen nicht unbedingt erforderlich. Sieht eine Spielsequenz hingegen dialogische Sequenzen vor, in denen über Vergangenes gesprochen wird und bestimmte Entscheidungen der Handlungsakteure getroffen werden müssen, kann der Rahmen sowohl Auxiliarstrukturen als auch Frageformulierungen ermöglichen. Einige Spielvorgaben schränken die kommunikativen Möglichkeiten hingegen so stark ein, dass das Fähigkeitsprofil des Kindes im Rahmen dessen nur eingeschränkt abgebildet werden kann.

4.4.3.3 Quantitative Steigerungskriterien

Das im Steigerungssystem enthaltene, quantitative Kriterium ist entwickelt worden, um zu vermeiden, dass die Behandlung auf der Basis einer einzigen produktiven, womöglich ganzheitlich abgerufenen Struktur gesteigert wird.

Jedoch lässt sich dieses Kriterium weder theoretisch begründen, noch ist es aussagekräftig in Bezug auf den strukturellen Fähigkeitszuwachs des Kindes. In der Pilotphase hat ein Kind z.B. drei Äußerungen mit dem Prädikat „heiße" in einer Stunde gezeigt. Damit ist das festgelegte quantitative Kriterium erfüllt worden: innerhalb einer Therapiesequenz hat das Kind drei Zielstrukturen produziert. Diese Struktur könnte jedoch ebenso ganzheitlich abgerufen worden sein. Durch die mehrfache Produktion lässt sich das oben genannte Problem nicht einfach auflösen. Hinzu kommt, dass einige Kinder über mehrere Therapieeinheiten hinweg immer wieder eine Zielstruktur gezeigt haben. Damit haben sie das quantitative Kriterium nicht erfüllt, drei Strukturen in einer Einheit zu zeigen. Doch die sich entwickelnde Struktur unterliegt anfänglich möglicherweise so vielen Störvariablen, dass sie noch nicht konsequenter realisiert werden kann, auch wenn der Erwerb dieser Struktur bereits begonnen hat. Folglich sagt dieses Kriterium ebenfalls nicht viel aus.

Beide Beispiele zeigen, dass diese quantitativen Maßstäbe nicht theoriegeleitet sind. Entwickelt werden sollte hingegen ein Kriterium, das der anfänglichen Erwerbsinstabilität gerecht wird und dennoch eine gewisse Vielfalt abbildet, damit von einer eigens generierten produktiven Leistung ausgegangen werden kann.

4.5 Modifizierung der Steigerungskriterien

Aus der Pilotphase ergeben sich einige Aspekte für die Überarbeitung des Steigerungssystems. Nachfolgend wird die Modifizierung beschrieben, an die sich die Evaluation dieses angepassten Steigerungssystems anschließt.

4.5.1 Qualitative Steigerungskriterien

Für die Entwicklung von Steigerungskriterien ist ein Maß erforderlich, mit dem sich Variation abbilden lässt, da sie für Kreativität und somit den tatsächlichen strukturellen Erwerb steht. Im Zuge einer qualitativen Ausrichtung der Erwerbskriterien werden die Types kindlicher Äußerungen ermittelt. Damit wird die Zahl verschiedener Einheiten und nicht das einzelne Vorkommen jeder Einheit berücksichtigt. Unterschiedliche Types bilden die Grundlage der individuellen Steigerungen. Wie häufig ein Kind eine spezifische Äußerung zeigt, ist für die Steigerung demnach nicht länger relevant. Anhand der Types lässt sich die individuelle Variationsbreite verschiedener Strukturen bzw. die kreative Produktion im Gegensatz zur Verwendung unanalysierter Einheiten, Imitationen und Floskeln abbilden.

Darüber hinaus werden die festgelegten qualitativen Kriterien (vgl. Anhang 7) ausdifferenziert, um der Gefahr ganzheitlich gespeicherter und abgerufener Strukturen mit einer Breite an struktureller Vielfalt zu begegnen (vgl. Abb. 12). Für jedes qualitative Kriterium werden Prädikatsvariationen definiert, die auf die Produktivität neu erworbener Strukturen hinweisen.

Es ist nicht erforderlich, dass die vorgegebenen Types innerhalb einer Therapieeinheit gebündelt auftreten. Umfassende Rahmenbedingungen für die spontane Produktion verschiedener Prädikatsstrukturen zu schaffen, ist nicht in jeder Stunde zu gewährleisten. Tritt eine Struktur nicht in Erscheinung, bedeutet dies nicht zwangsläufig, dass diese noch nicht erworben wurde. Die Kriterienbündelung pro Einheit lässt sich deshalb nicht argumentieren. Der Einfluss extrinsischer Faktoren spricht dafür, qualitative Fortschritte über mehrere Situationen und Stunden hinweg zu beobachten. Da nicht jede Freispielsequenz und Therapieeinheit die Produktion aller Prädikatstypen zulässt, wird stundenübergreifend ausgewertet. Strukturelle Vielfalt kann an wenigen Belspielen erkennbar sein, so dass nicht die Erfüllung aller qualitativen Kriterien für den strukturellen Erwerbsnachweis erforderlich ist.

Sobald eine neue Fähigkeit instabil erkennbar ist, markiert sie die Weiterentwicklung des Kindes. Das heißt, dass der nächste Erwerbsprozess angestoßen werden kann, auch wenn der erste noch nicht vollständig etabliert ist (Evans, 2001).

4.5.2 Anpassung des Steigerungsentwurfs

Nachfolgend werden die entwickelten Strukturbündel beschrieben, auf Basis derer die Etappensteigerungen vorgenommen werden. Den Erwerbsstufen werden unterschiedliche Prädikatstypen zugeordnet. Zielsprachliche, funktionale Beschreibungsmodalitäten, wie sie im frühen DYSTEL-Manual und im Steigerungsentwurf der Pilotphase (vgl. Anhang 7) zum Teil noch verwendet wurden, weichen Begriffen der Entwicklungsperspektive. Dies nimmt auch Einfluss auf die Form der Kriterien, da auf Etappe 1 neben Verben auch Partikel und Negations- sowie relationale Elemente in Prädikatfunktion auftreten können.

Die Strukturbündel stellen die Variationsbreite möglicher Strukturen pro Etappe dar. Nicht alle Formen sind für die Steigerung der Stufe obligatorisch, jedoch ist die Voraussetzung für den Etappenwechsel, dass die jeweilige Struktur mit unterschiedlichen Types und Prädikatstypen produktiv wird. Konkret bedeutet dies, dass mehrere Types

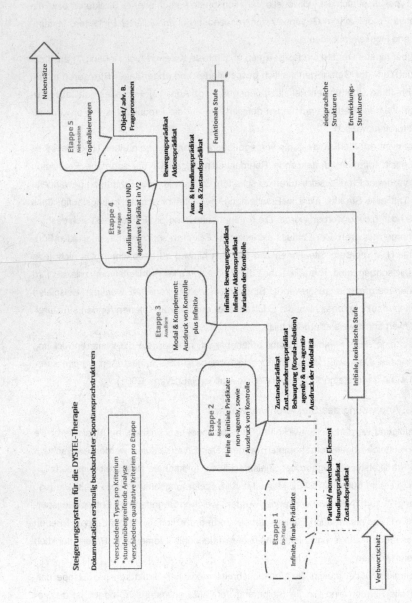

Steigerungssystem für die DYSTEL-Therapie

Dokumentation erstmalig beobachteter Spontansprachstrukturen

- *verschiedene Types pro Kriterium
- *stundenübergreifende Analyse
- *verschiedene qualitative Kriterien pro Etappe

Etappe 5
Nebensätze
Topikalisierungen

Objekt/ adv. B.
Fragepronomen

Etappe 4
W-Fragen
Auxiliarstrukturen UND
agentives Prädikat in V2

Bewegungsprädikat
Aktionsprädikat

Aux. & Handlungsprädikat
Aux. & Zustandsprädikat

Etappe 3
Auxiliare
Modal & Komplement:
Ausdruck von Kontrolle
plus Infinitiv

Infinitiv: Bewegungsprädikat
Infinitiv: Aktionsprädikat
Variation der Kontrolle

Etappe 2
Modale
Finite & initiale Prädikate:
non-agentiv, sowie
Ausdruck von Kontrolle

Zustandsprädikat
Zust.veränderungsprädikat
Behauptung (Kopula-Relation)
agentiv & non-agentiv
Ausdruck der Modalität

Etappe 1
Do-Träger
Infinite, finale Prädikate

Partikel/ nonverbales Element
Handlungsprädikat
Zustandsprädikat

Funktionale Stufe

Initiale, lexikalische Stufe

Nebensätze

Verbwortschatz

— zielsprachliche
Strukturen

-·-·- Entwicklungs-
Strukturen

Abbildung 12 Modifizierter Steigerungsentwurf für die Untersuchungsphase

52

einer Prädikatart und unterschiedliche Prädikatarten pro Etappe sichtbar werden müssen. Die Äußerungen können aus verschiedenen Situationen und Therapieeinheiten stammen. Alle überarbeiteten Steigerungskriterien lassen sich der Übersichtsgrafik (Abb. 12) entnehmen. Sie werden nachfolgend im Detail ausgeführt.

4.5.2.1 Kriterien für Etappe 1

Um in Etappe 1 einzusteigen, ist die Produktion verschiedener Strukturen mit infiniter, finaler Prädikatsmarkierung erforderlich. Die Kinder zeigen unterschiedliche Prädikatstypen in der Verbendposition. Die Position wird durch Partikel bzw. nonverbale Elemente, Handlungs- bzw. Zustandsprädikate besetzt (vgl. Abb. 13).

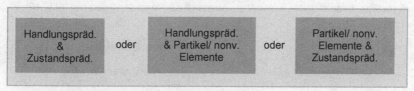

Abbildung 13 Erforderliches Strukturbündel für Etappe 1

Tab. 9 lassen sich Äußerungsbeispiele für die einzelnen Prädikatstypen entnehmen.

Tabelle 9 Äußerungsbeispiele für Etappe 1

Handlung	Zustand	Partikel/ nonverbales Element
Ich nachher schwimmen.	Ich da sitzen.	Das nicht auf.
Mama gleich einkaufen.	Das nicht schmecken.	Mama das auch.

Sobald sich verschiedene Types unterschiedlicher Prädikatstypen in der finalen Satzposition zeigen, ist der Einstieg in Etappe 1 zu empfehlen.

4.5.2.2 Kriterien für Etappe 2

Für die Steigerung auf Etappe 2 bzw. den Einstieg in Etappe 2 ist die Produktion finiter, initialer Prädikate erforderlich. In die zweite Satzposition werden Zustandsprädikate, modale Elemente oder Kopulastrukturen integriert. Zustandsveränderungs- und Zustandsprädikate werden zu einer Gruppe zusammengefasst (vgl. Abb. 14).

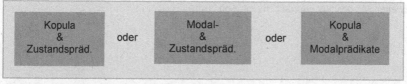

Abbildung 14 Erforderliches Strukturbündel für Etappe 2

53

Die unterschiedlichen Prädikatstypen werden auch hier in Form verschiedener Types produktiv (vgl. Tab. 10).

Tabelle 10 Äußerungsbeispiele für Etappe 2

Zustand	Zustandsveränderung	Kopula	Modale
Ich friere hier.	Das fällt runter.	Ich bin müde.	Ich kann das.
Das schmeckt gut.	Papa schläft ein.	Mama hat Hunger.	Mama will auch Milch.

4.5.2.3 Kriterien für Etappe 3

Für die dritte Etappe sind verbale Ergänzungen mit Bewegungs- und Aktionsprädikaten erforderlich, deren modales Element als Ausdruck der Kontrolle variiert (vgl. Abb. 15).

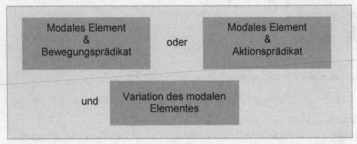

Abbildung 15 Erforderliches Strukturbündel für Etappe 3

Auch diese Prädikate werden anhand verschiedener Types in der Spontansprache des Kindes realisiert (vgl. Tab. 11).

Tabelle 11 Äußerungsbeispiele für Etappe 3

Bewegungsprädikat	Kausales Aktionsprädikat
Hund will laufen.	Mama soll das geben.
Traktor muss jetzt fahren.	Oma kann Apfel pflücken.

4.5.2.4 Kriterien für Etappe 4

Um auf Etappe 4 zu steigern bzw. einzusteigen, sind sowohl Auxiliarstrukturen mit Handlungs- und Zustandsprädikaten als auch zwei Formen agentiver Prädikate in zweiter Satzposition erforderlich (vgl. Abb. 16).

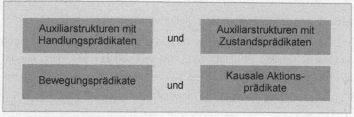

Abbildung 16 Erforderliches Strukturbündel für Etappe 4

Erneut gilt, dass verschiedene Types dieser Strukturen in Erscheinung treten müssen (vgl. Tab. 12).

Tabelle 12 Äußerungsbeispiele für Etappe 4

Aux. & Handlung	Aux. & Zustand	Bewegung	Kausale Aktion
Ich habe Eis gekauft.	Mama hat geschlafen.	Der Vogel fliegt zum Baum.	Ben haut Tom.
Papa ist nach Hause gefahren.	Opa hat Oma gesehen.	Das Auto fährt auf der Straße.	Ich angel einen Fisch.

Jordens (2012) beschreibt, dass Handlungsprädikate dem Erwerb der Auxiliarstruktur folgen (vgl. Kap. 2.1.4.1). Dies wurde in der Steigerungsgraphik berücksichtigt (vgl. Abb. 12).

4.5.2.5 Kriterien für Etappe 5

Für die Steigerung auf bzw. den Einstieg in Etappe 5 sind Topikalisierungen erforderlich. In der ersten Satzposition treten zwei verschiedene Formen auf, wie Abb. 17 entnommen werden kann.

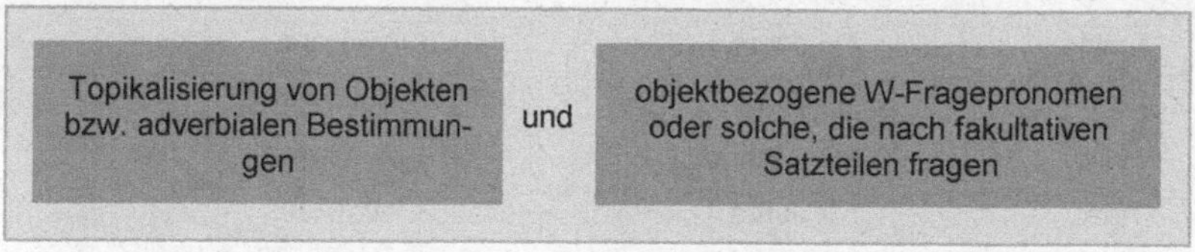

Topikalisierung von Objekten bzw. adverbialen Bestimmungen   und   objektbezogene W-Fragepronomen oder solche, die nach fakultativen Satzteilen fragen

Abbildung 17 Erforderliches Strukturbündel für Etappe 5

Auch dies zeigt sich in Form unterschiedlicher Types (vgl. Tab. 13).

Tabelle 13 Äußerungsbeispiele für Etappe 5

Objekt/ adverbiale Bestimmungen	W-Fragepronomen
Die Bienen sehe ich.	Wo legst du den Schlüssel hin?
Auf dem Boden liegt der Ball.	Wem hilft Opa?

4.6 Untersuchung der überarbeiteten Steigerungskriterien

In diesem Kapitel wird die Evaluation des modifizierten Steigerungssystems dargestellt. Dafür wird zuerst ermittelt, ob die DYSTEL-Therapie wirksam war, denn nur auf der Grundlage wirksamer Therapien kann die Auswertung der Steigerungen und die Beantwortung der steigerungsbezogenen Fragestellungen erfolgen.

4.6.1 Therapeutinnen und Probanden der Untersuchungsphase

An der Untersuchungsphase nehmen 11 Kinder im Alter zwischen 3;0 und 5;7 Jahren sowie sechs externe Therapeutinnen aus den Bundesländern Berlin, Thüringen und Hamburg teil. Der nachfolgenden Tab. 14 lassen sich erste Informationen über das Alter und die Startetappe entnehmen. Fast alle Kinder verfügen zu Beginn der Untersuchungsphase über Strukturen der lexikalischen Stufe. Das Entwickeln von Fähigkeiten der funktionalen Stufe ist bei fast allen von Beginn an Therapieziel.

Tabelle 14 Übersicht über die teilnehmenden Kinder der Untersuchungsphase

Projektname	Alter bei Untersuchungsbeginn	Start der Untersuchungsphase auf Etappe
Moritz	3;11 Jahre	3: Auxiliare
Kjell	4;3 Jahre	3: Auxiliare
Tom	3;0 Jahre	1: Du-Trigger
Paula	3;10 Jahre	3: Auxiliare
Klara	5;5 Jahre	3: Auxiliare
Noah	3;3 Jahre	3: Auxiliare
Lasse	4;0 Jahre	4: W-Fragen
Emma	4;5 Jahre	3: Auxiliare
Luis	4;7 Jahre	4: W-Fragen
Felix	3;11 Jahre	4: W-Fragen
Tjark	5;2 Jahre	3: Auxiliare

4.6.2 Methodische Abwandlungen

Da die Evaluation auf Spontansprachdaten basiert, erscheint es wichtig, einige Qualitätskriterien für die Gestaltung der Freispielsequenzen und die Erhebung sowie Auswertung der Spontansprache festzulegen.

Durch die Vorgabe verschiedener Freispielsequenzen und Kommunikationssituationen wird der Versuch unternommen, einen möglichst günstigen Rahmen für die Produktion breiter Äußerungsstrukturen zu schaffen (vgl. Anhang 12). Die wöchentliche, individuelle Supervision unterstützt dieses Bestreben durch methodische Empfehlungen nach der Auswertung der aktuellen Spontansprachprobe.

Um die Spontansprache möglichst genau zu erfassen, transkribieren die Therapeutinnen alle spontanen Äußerungen des Kindes in Rahmen der Therapieeinheit und nehmen jede Behandlung auf Tonband auf. Je größer die Spontansprachprobe ist, desto genauer kann das Fähigkeitsprofil eines Kindes erfasst werden. Es ist jedoch zu erwarten, dass es dadurch sowohl zwischen den Kindern als auch zwischen den einzelnen Stunden zu einer unterschiedlichen Anzahl auszuwertender Äußerungen kommt. Um Imitationseinflüsse und situative Einschränkungen der zu äußernden Strukturen berücksichtigen zu können, wird die Audioaufnahme zusätzlich von der Supervisorin transkribiert, mit dem Transkript der Therapeutin abgeglichen und ausgewertet (vgl. Anhang 13). Nach jeder Therapieeinheit folgt die Entscheidung, ob die jeweilige Etappe gesteigert werden kann. Durch die Erfassung jeder Stunde wird das sprachliche Lernverhalten des Kindes beobachtbar. Gesteigert wird in Abhängigkeit von der individuellen Entwicklung.

Jede Audioanalyse erfolgt ohne Einsicht in das bereits dokumentierte Material. Aufgrund der Vielzahl der Kinder ist es nicht möglich, schon während der Analyse zu wissen, welche Struktur des Strukturbündels noch zur Steigerung fehlt. Auf diese Weise wird der Objektivität der Auswertung Sorge getragen. Bei Unsicherheiten hinsichtlich der Einordnung eines Prädikats in eine der Prädikatsgruppen (vgl. Anhang 14) wird ein externer Gutachter zu Rate gezogen.

4.6.3 Ergebnisse der Untersuchungsphase

Im Folgenden werden die Untersuchungsergebnisse von neun Kindern dargestellt. Die Kinder Paula und Tom werden aus der Datenanalyse ausgeschlossen, da sie das Therapieziel bzw. die Nachhaltigkeitsuntersuchung zum Auswertungszeitpunkt noch nicht erreicht haben. Wie sich der Tab. 15 anhand der grauen Schrift entnehmen lässt, haben sechs Kinder der Untersuchungsphase vorab Therapie in der Pilotphase und zwei Kinder im Anschluss einige Stunden Input zu Nebensätzen erhalten. Um die Kinder nicht ausschließen zu müssen, werden die Stunden vor und nach der Untersuchungsphase als Baselinestunden gewertet.

Zu Beginn werden die individuellen Etappenverläufe abgebildet. Darauf folgen die Darstellungen der Zielstrukturentwicklung, der Zielsprachlichkeit sowie Äußerungsmenge und der Strukturkonstanz. Abschließend werden korrelative Zusammenhänge zielsprachlicher Leistungen ausgeführt.

4.6.3.1 Darstellung der Etappenverläufe

Tab. 15 lassen sich die Etappenverläufe und -wechsel aller Kinder entnehmen. Deutlich wird, dass zum Eintrittszeitpunkt in die Untersuchungsphase alle über Fähigkeiten der lexikalischen Stufe verfügen. Sieben Kinder starten auf Etappe drei in die Untersuchungsphase. Die anderen drei Kinder beginnen auf Etappe vier. Aus diesem Grund wird im Folgenden neben der Auxiliar- und Handlungsprädikatsentwicklung schwerpunktmäßig die Zielstrukturentwicklung der Topikalisierungen dargestellt (vgl. Anhang 6 und Abb. 12).

Tabelle 15 Etappenverläufe der verbleibenden Kinder der Untersuchungsphase

Etappe Name	0	1	2	3	4	5
Noah				5 Stunden	2 Stunden	1 Stunde
Kjell		8 Stunden	7 Stunden	12 Stunden		
Moritz				17 Stunden (12 & 5)	3 Stunden	6 Stunden
Tjark				3 Stunden	2 Stunden	
Klara	6 Stunden			4 Stunden		
Felix			7 Stunden	2 Stunden	4 Stunden	
Lasse			9 Stunden		8 Stunden	
Emma				2 Stunden		
Luis					11 Stunden (6 & 5)	

Anzumerken ist außerdem, dass drei der sieben Kinder der dritten Etappe keine weitere Therapie nach Auslösung des Auxiliarerwerbs benötigten. Erste Topikalisierungen und Nebensätze erwerben sie vor Therapieende ohne therapeutische Unterstützung.

4.6.3.2 Darstellung der Zielstrukturentwicklung funktionaler Strukturen

Für die Analyse der Zielstrukturentwicklung sind in Tab. 16 die prozentualen Äußerungsmengen aller vorkommenden Zielstrukturen (Token) der dritten und vierten Etappe abgebildet. Der Aufstellung wird jeweils eine Stunde vor Therapiebeginn (Prätestphase), eine Stunde direkt nach Therapieende (Posttestphase) und drei Monate später (Follow Up-Phase: FU) zugrunde gelegt. Aus diesen Phasen wird die Stunde ausgewählt, in der das Kind die meisten analysierbaren Äußerungen produziert hat (Kap. 4.2.3). Damit wird den Problemen begegnet, dass die Äußerungsanzahl in den Stunden und zwischen den Kindern sowie die Anzahl der Datenerhebungszeitpunkte vor und nach der Therapie stark differieren. Als Wert für die ganze Gruppe wird jeweils der Mittelwert (MW) der untersuchten Kinder abgebildet. Fast alle Angaben erfolgen in Prozent, um die Relation zur zugrundeliegenden Äußerungsmenge zu berücksichtigen.

Tabelle 16 Zielstrukturentwicklung der Therapiekinder Angaben in %

	Auxiliarstruktur			Handlungsprädikat in V2			Topikalisierung		
Zeitpunkte	Prä	Post	FU	Prä	Post	FU	Prä	Post	FU
Noah	0	3,4	4,07	0	5,68	15,12	0	2,27	15,7
Kjell	0	4,55	5	0	0	3,75	2,99	10,61	1,25
Tjark	10,77	12,93	7,2	6,15	0	1,6	0	12,93	16
Klara	6,25	4,55	0	15,63	13,64	24,53	6,25	28,79	39,62
Moritz	0	5,88	9,09	0	4,41	6,06	0	4,41	0
Lasse	7,89	2,68	9,22	13,16	25	16,31	2,63	1,79	4,26
Felix	0	8,93	9,88	4,44	8,92	17,28	0	5,36	6,17
Emma	3,45	1,28	0	3,45	15,38	0	0	10,34	60
Luis	11,11	5,21	4,76	14,81	13,54	7,94	3,7	5,21	4,76
Gruppe gesamt	4,39	5,49	5,47	6,4	9,62	10,29	1,73	9,08	16,42
Normalverteil. p=	0,80	0,70	0,5	0,55	0,39	0,5	0,99	0,68	0,86

Bei der Betrachtung einzelner Entwicklungsverläufe fällt auf, dass es neben Kindern, die wie z.B. Noah, Moritz, Felix oder Kjell vor der Therapie noch keine der Zielstrukturen bilden, auch Kinder gibt, die bereits einige Strukturen der Zieletappe produzieren (vgl. Tab. 16). Bei genauerer Analyse wird jedoch erkennbar, dass sie nur einen Teil des festgelegten Steigerungsbündels zeigen. So realisiert beispielsweise Luis zu Beginn erste Objekttopikalisierungen, aber keine W-Fragen und Klara erste Auxiliarstrukturen mit Handlungsprädikaten und erste Aktionsprädikate in zweiter Satzposition, aber keine Auxiliarstrukturen mit Zustandsprädikaten und keine initialen Bewegungsprädikate. Des Weiteren wird erkennbar, dass manche Kinder zum Posttestzeitpunkt einen Zuwachs an Zielstrukturen zeigen, während die Strukturen zum Zeitpunkt der Nachhaltigkeitsuntersuchung wie z.B. bei Tjark und Luis einen Rückgang aufweisen oder in der ausgewählten Untersuchungsstunde wie bei Emma, Klara und Moritz gar nicht in Erscheinung treten.

Bei der Analyse der Gruppenergebnisse wird deutlich, dass die Anzahl insgesamt produzierter Auxiliarstrukturen ebenso wie die der Handlungsprädikate in zweiter Satzposition über den Therapieverlauf leicht zunimmt (vgl. Abb. 18). In die Auswertung der Zielstrukturen der dritten Etappe werden auch die Strukturen der Kinder einbezogen, die bereits eine Etappe weiter sind. Dadurch liegt das Startniveau über dem der Topikalisierungen, die vor der Therapie nur ganz vereinzelt gezeigt werden.

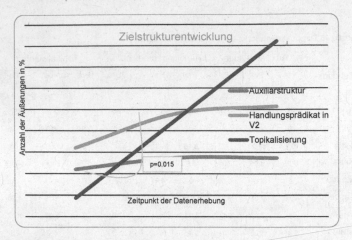

Abbildung 18 Zielstrukturentwicklung funktionaler Strukturen der Gesamtgruppe

Aufgrund der Normalverteilung der Daten (vgl. Tab. 16, ermittelt mit dem Kolmogorov-Smirnov-Test) wurde der T-Test für die Berechnung der Wirksamkeit verwendet. Es ergeben sich einige signifikante Leistungsunterschiede, die den Abb. 18-22 zu entnehmen sind. Die prozentuale Zunahme der Äußerungen mit Topikalisierungen ist graphisch deutlich zu erkennen und wird auch mittels des T-Tests signifikant (Vergleich Prä zu Post: p=0.015; Prä zu FU nur trendsignifikant: p=0.062). Handlungsprädikate in zweiter Satzposition sowie die Auxiliarverwendung nehmen hingegen leicht, aber nicht signifikant (Vergleich Prä zu Post: p=0.54 und Prä zu FU: p=0.157) und damit zufällig zu (vgl. Abb. 18).

Zusammenfassend lässt sich in Hinblick auf die Zielstrukturentwicklung festhalten, dass Topikalisierungen drei Monate nach dem Ende der Behandlung in einem überzufällig höheren Maße als zu Beginn der Therapie in Erscheinung treten.

4.6.3.3 Darstellung der Äußerungsmenge und Zielsprachlichkeitsrate

Der Tab. 17 lässt sich die Anzahl analysierbarer Äußerungen für jedes Kind vor, direkt nach Abschluss der Therapie und drei Monate nach Therapieende entnehmen. Bei sechs Kindern ist ein Anstieg von Messzeitpunkt zu Messzeitpunkt erkennbar. Lediglich bei drei Kindern kommt es zuerst zu einem deutlichen Anstieg analysierbarer Äußerungen, während die Äußerungsmenge zum Zeitpunkt der Nachhaltigkeitsuntersuchung etwas abnimmt.

Tabelle 17 Analysierbare Äußerungsmenge der Therapiekinder Angaben in Rohwerten

Name	Prä	Post	FU
Noah	60	88	172
Kjell	67	66	80
Tjark	65	116	125
Klara	32	66	80
Moritz	15	68	33
Lasse	38	112	141
Felix	45	56	81
Emma	29	78	25
Luis	27	96	63
Gruppe Mittelwert	42	82,89	85,89
Normalverteil. p=	0,51	0,60	0,62

Für die Gesamtgruppe zeigt sich ein (hoch-)signifikanter Anstieg der analysierbaren Äußerungsmenge (Prä zu Post: p=0.001; Prä zu FU: p=0.011; Post zu FU: p=0.84),

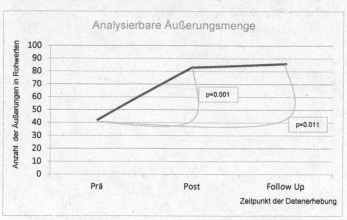

Abbildung 19 Darstellung der Entwicklung analysierbarer Äußerungen

wie der Abb. 19 sowie der Tab. 17 zu entnehmen ist.

Die Rate der Zielsprachlichkeit differiert stark (vgl. Tab. 18). Während z.B. Kjell vor Beginn der Therapie das geringste Niveau an zielsprachlichen Äußerungen und damit eine hohe Rate an Äußerungen mit Verbendstellungen, doppelten Vorfeldbesetzungen, Prädikats- und Auxiliartilgungen zeigt, produziert beispielsweise Luis vor Beginn der Behandlung bereits ausschließlich zielsprachliche Strukturen, auch wenn er noch keine W-Fragen zeigt.

Tabelle 18 Zielsprachlichkeitsrate der Therapiekinder Angaben in %

Name	Prä	Post	FU
Noah	70	77,27	94,19
Kjell	16,42	51,52	81,25
Tjark	95,38	77,59	88,8
Klara	93,75	93,94	100
Moritz	53,33	72,06	69,7
Lasse	73,68	90,18	90,78
Felix	60	78,57	97,53
Emma	93,1	97,44	92
Luis	100	92,71	95,24
Gruppe Mittelwert	72,84	81,25	89,94
Normalverteil. p=	0,65	0,53	0,69

Für die Gesamtgruppe lässt sich ein leichter Zuwachs an zielsprachlichen Äußerungen erkennen (vgl. Abb. 20), der einen Trend zur Signifikanz aufweist (Prä zu Post: $p=0.056$ und Prä zu FU: $p=0.053$; vgl. Tab. 18).

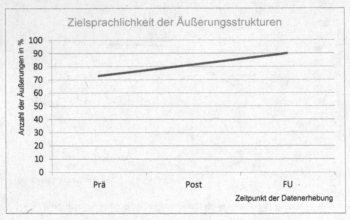

Abbildung 20 Darstellung der Entwicklung der Zielsprachlichkeitsrate

Bzgl. der Produktion von Übergangsstrukturen lassen sich kongruent zu den Ausführungen der Zielsprachlichkeitsrate große individuelle Unterschiede erkennen. Einige Kinder zeigen eine hohe Rate an Äußerungen mit getilgtem Auxiliar, ausgelassenem Prädikat, doppelter Vorfeldbesetzung, unflektiertem Prädikat in zweiter sowie flektiertem Prädikat in letzter Satzposition (vgl. Tab. 19). Andere Kinder wiederum produzieren keine oder wenig dieser nicht-zielsprachlichen Übergangsstrukturen. Zudem fällt auf, dass nur Klara zum Zeitpunkt der Nachhaltigkeitsuntersuchung keine einzige

Übergangsstruktur mehr zeigt. Die Spontansprache aller anderen Kinder weist auch drei Monate nach Therapieende noch eine geringe Rate dieser Strukturen auf.

Tabelle 19 Übergangsstrukturentwicklung der Therapiekinder Angaben in %

Name	Prä	Post	Follow Up
Noah	30	20,45	4,65
Kjell	46,27	43,94	13,75
Tjark	1,54	10,35	7,2
Klara	6,25	6,06	0
Moritz	33,33	20,59	15,15
Lasse	13,16	9,82	7,09
Felix	20	10,71	2,47
Emma	6,9	2,56	4
Luis	0	6,25	4,76
Gruppe Mittelwert	17,49	14,53	6,56
Normalverteil. p=	0,57	0,86	0,68

Für die Gruppe lässt sich ein signifikanter Rückgang dieser Übergangsstrukturen feststellen (Prä zu FU: p=0.038 und Post zu FU: p=0.039). Während 17,49% aller Äußerungen der Kinder aus Übergangsstrukturen bestehen, reduziert sich diese Anzahl bis zur Nachhaltigkeitsuntersuchung auf 6, 56% (vgl. Abb. 21 und Tab. 19).

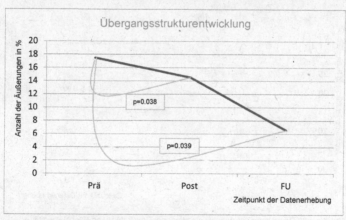

Abbildung 21 Darstellung der Übergangsstrukturentwicklung

Das Ausgangsniveau und die Zuwachsrate der Produktion verschiedener Prädikate in korrekter Position unterscheiden sich individuell erheblich (vgl. Tab. 20). Bei den meisten Kindern lässt sich eine Steigerung von Datenpunkt zu Datenpunkt feststellen, wohingegen Klara eine nahezu gleichbleibende Anzahl von Post zu Follow Up und drei Kinder nach einem deutlichen Anstieg wieder einen Rückgang unterschiedlicher Prädikate zeigen.

Tabelle 20 Produktion verschiedener Prädikate in korrekter Satzposition Angaben in Rohwerten

Name	Prä	Post	Follow Up
Noah	17	29	61
Kjell	3	17	25
Tjark	24	39	43
Klara	20	27	26
Moritz	3	28	15
Lasse	21	37	56
Felix	8	26	38
Emma	13	50	8
Luis	16	45	24
Gruppe Mittelwert	13,89	33,11	32,89
Normalverteil. p=	0.49	0.63	0.62

Die Gruppe zeigt über den Zeitverlauf insgesamt einen (hoch-)signifikanten Zuwachs hinsichtlich der Produktion unterschiedlicher Prädikate in zweiter Satzposition (Prä zu Post: p=0.000 und Prä zu FU: p=0.006; vgl. Tab. 20 und Abb. 22).

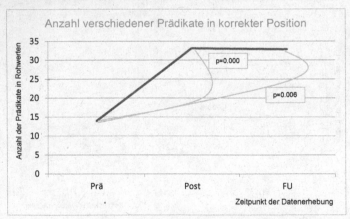

Abbildung 22 Darstellung der Anzahl verschiedener Prädikate in korrekter Satzposition

Hinsichtlich der analysierbaren Äußerungsmenge, der Zielsprachlichkeit, der Produktion vielfältiger Prädikate in zweiter Position und entwicklungsbedingter Übergangsstrukturen kann zusammenfassend festgehalten werden, dass überzufällige und andauernde Veränderungen in der Spontansprache der Kinder erkennbar sind.

4.6.3.4 Darstellung der Strukturkonstanz

Aus der Analyse, wie konstant die Zielstrukturen nach dem Ende der Behandlung in Erscheinung treten, werden die beiden Kinder Noah und Tjark ausgeschlossen, da ihre Posttestphase bzw. das Follow Up nur eine Einheit umfasst haben.

Bevor der Zusammenhang der einzelnen Zielstrukturumfänge ausgewertet wird, erfolgt die Darstellung der Zielstrukturentwicklung der sieben Kinder vom Moment der Steigerung (St) über den Mittelwert aller Posttest- (Post$_{ges}$) und Follow Up-Zeitpunkte (FU$_{ges}$; vgl. Tab. 21). Als Bezugsgröße werden erneut die prozentualen Äußerungsmengen aller vorkommenden Zielstrukturen (Token) zugrunde gelegt.

Die Zielstrukturentwicklung weist ähnliche Tendenzen auf, wie bereits unter Kap. 4.6.3.2 erläutert. Für die Gruppe lässt sich vom Zeitpunkt der letzten Steigerung, der mit der Einleitung der Therapiepause gleichzusetzen ist, bis zur Nachhaltigkeitsuntersuchung ein Anstieg beider Zielstrukturen feststellen (vgl. Abb. 23). Nach den Berechnungen mit dem T-Test, der aufgrund der erneuten Normalverteilung (vgl. Tab. 21, ermittelt mit dem Kolmogorov-Smirnov-Test) angewendet wird, ist ein Anstieg der Auxiliare erkennbar, der aber nicht signifikant ist (Steigerungsmoment zu Post: p=0.245 bzw. Steigerungsmoment zu FU: p=0.124).

Tabelle 21 Entwicklung der Zielstrukturen ab dem Zeitpunkt der Steigerung Angaben in %

Zeitpunkte	Auxiliarstruktur			Topikalisierung		
	St	Post$_{ges}$	FU$_{ges}$	St	Post$_{ges}$	FU$_{ges}$
Kjell	2,54	9,85	11,92	2,54	5,31	7,55
Klara	24,14	21,8	30,4	6,9	19,16	28,45
Moritz	8,33	12,23	11,3	9,3	5,85	1,04
Lasse	13,86	27,48	26,4	6,93	0,9	15,77
Felix	6,25	11,89	17,24	10,42	5,94	14,01
Emma	20,83	46,8	42,22	25	2,57	57,03
Luis	22,13	9,38	8,35	6,56	30,11	38,38
Gruppe gesamt	14,01	19,92	21,12	9,66	9,98	23,18
Normalverteil.$_{p=}$	0,57	0,75	0,53	0,83	0,96	0,58

Außerdem zeigt sich ein Trend zur Signifikanz (p=0.058) für den Anstieg der Topikalisierungen vom Moment der Steigerung zum Follow Up (vgl. Abb. 23).

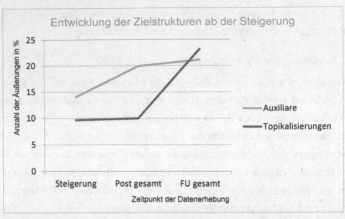

Abbildung 23 Entwicklung der Zielstrukturen ab dem Zeitpunkt der Steigerung

Für die Strukturkonstanzanalyse werden die prozentualen Äußerungsmengen der vorkommenden Zielstrukturen (Token), die Auxiliare und Topikalisierungen beinhalten, zugrunde gelegt. Gewertet werden die Stunde der letzten Steigerung (St), die in diesem Fall dem Beginn der Therapiepause entspricht, zwei Posttestzeitpunkte (Po 1 und Po 2) und zwei Zeitpunkte drei Monate nach dem Behandlungsende (FU 1 und Fu 2). Sofern mehr als zwei Datenpunkte (Post und Follow Up) vorliegen, werden durch das Zusammenfassen der Werte der Stunden eins und zwei, sowie drei und vier aus Gründen der Vergleichbarkeit Mittelwerte gebildet.

Tabelle 22 Konstanz der Zielstrukturentwicklung Angaben in %

Zeit-punkte	Auxiliarstruktur					Topikalisierung				
	St	Po 1	Po 2	FU 1	FU 2	St	Po 1	Po 2	FU 1	FU 2
Kjell	2,54	4,55	15,15	8,75	15,09	2,54	10,61	0	0	15,09
Klara	24,14	22,22	21,59	33,33	28,93	6,9	14,81	21,34	19,05	33,15
Moritz	8,33	8,64	15,82	0	16,95	9,3	9,37	2,33	0	1,57
Lasse	13,86	27,68	27,27	25,53	27,27	6,93	1,79	0	4,26	27,27
Felix	6,25	13,77	10,01	27,16	12,28	10,42	5,91	5,98	6,17	17,93
Emma	20,83	76,92	16,67	52	32,43	25	0	5,13	60	54,05
Luis	22,13	0	18,75	4	12,7	6,56	55	5,21	72	4,76
Gruppe Mit.wert	14,01	21,97	17,89	21,54	20,8	9,66	13,93	5,71	23,07	21,97
Normal-verteil.p=	0.50	0.72	0.43	0.90	0.91	0.91	0.50	0.72	0.43	0.90

Wie sich Tab. 22 und Abb. 24 entnehmen lässt, wird sowohl nach der Betrachtung der einzelnen Entwicklungsverläufe als auch nach der des Verlaufs der Gesamtgruppe erkennbar, dass die Zielstrukturen je nach Situation inkonstant produziert werden. So lassen sich in den Entwicklungsverläufen der Kinder Zeitpunkte ausmachen, in denen eine Zielstruktur gar nicht in Erscheinung tritt, worauf ein direkt anschließender Beobachtungszeitpunkt folgt, in dem sich diese Zielstruktur wieder zeigt (vgl. z.B. Kjells, Lasses oder Emmas Produktion von Topikalisierungen sowie Moritz' oder Luis' Gebrauch der Auxiliarstruktur). Bei anderen Kindern zeigt sich die Inkonstanz dahingehend, wie unterschiedlich oft die Struktur produziert wird (vgl. z.B. Luis' Topikalisierung oder Emmas Auxiliarstruktur).

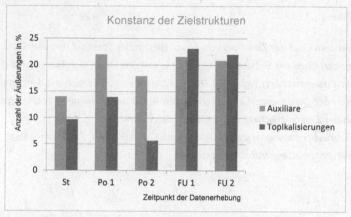

Abbildung 24 Konstanz der Zielstrukturentwicklung der Gesamtgruppe

Da auch diese Daten normalverteilt sind (vgl. Tab. 22), wird mittels des T-Tests ermittelt, ob es zwischen den Datenpunkten zu signifikanten Leistungsunterschieden kommt. Ausschließlich die Topikalisierungsanzahl unterscheidet sich zwischen den Datenpunkten Post 2 und Follow Up 2 signifikant (p=0.047).

Zusammenfassend lässt sich festhalten, dass die Zielstrukturen nachhaltig in Erscheinung treten, auch wenn sich deren Umfang und die Regelmäßigkeit von Messzeitpunkt zu Messzeitpunkt unterscheiden.

4.6.3.5 Korrelations- und Regressionsberechnungen zum Zusammenhang zwischen der Zielsprachlichkeitsrate vor und nach der Therapie

Abschließend wird ermittelt, ob Zusammenhänge zwischen dem Grad der Zielsprachlichkeit vor und nach der Therapie sowie zwischen dem Steigerungsbündel und der Zielsprachlichkeit nach der Therapie bestehen. Da die Zielsprachlichkeitsdaten normalverteilt sind (Kolmogorov-Smirnov-Z: p=0.062 und p=0.064), wird die erst genannte

Korrelation nach Pearson berechnet (vgl. Tab. 23). Die zweite Berechnung erfolgt nach Spearman, da die Festlegung, wieviel Prozent des jeweiligen Steigerungsbündels in der Stunde der Steigerung vom Kind produziert werden, keine Normalverteilung beinhaltet. Ein Kind, das in der Stunde der Steigerung beispielsweise Auxiliare, aber keine Handlungsverben in zweiter Position zeigt, erhält den Wert 50%.

Tabelle 23 Korrelationsberechnungen zum Grad der Zielsprachlichkeit FU

	Zielsprachliche Strukturen Steigerungsmoment – FU	Steigerungsbündel – Zielsprachlichkeit FU
Korrelationskoeffizient $r=$	0.46	0.48
Signifikanz $p=$	0.21	0.23

Zwischen dem Grad der Zielsprachlichkeit vor Beginn der Therapie und dem Grad drei Monate nach Ende der Behandlung besteht ein mittlerer, nicht signifikanter und damit zufälliger Zusammenhang (vgl. Field, 2009). Ebenso verhält es sich mit dem von den Kindern in der Steigerungsstunde produzierten Anteil des jeweiligen Steigerungsbündels und der Zielsprachlichkeit zum Zeitpunkt des Follow Ups.

Auch Regressionsanalysen zeigen, dass keine signifikanten Zusammenhänge zwischen den untersuchten Variablen bestehen.

4.6.4 Diskussion der Untersuchungsphase

Im folgenden Kapitel werden die methodische Umsetzung und die Ergebnisse der Untersuchungsphase diskutiert. Im Anschluss folgen Überlegungen zu der theoretischen Grundlage der Kriterien.

4.6.4.1 Diskussion der methodischen Modifikationen

Nach der Modifikation des methodischen Vorgehens im Anschluss an die Pilotphase ist der Datenaustausch mit den externen Therapeutinnen konsequenter und detaillierter erfolgt (vgl. Kap. 4.4.2 und 4.5). Die Therapeutinnen haben mit einem hohen Maß an Engagement und Disziplin nach jeder Therapieeinheit Spontansprachtranskripte und Audioaufnahmen übermittelt, so dass die Planung der nächsten Stunde auf dieser Datengrundlage rechtzeitig durchgeführt werden konnte.

Durch die Vorgabe, möglichst viel Spontansprache in jeder Stunde zu dokumentieren, ist es zu großen Schwankungen der Äußerungsmenge gekommen. Dies hat sich sowohl im Vergleich der verschiedenen Therapiestunden eines Kindes als auch im Vergleich der Kinder untereinander gezeigt. Bei Kindern, die sich generell zurückhaltend verhalten und wenig gesprochen haben oder in Situationen, in denen sich ein Kind zurückgezogen hat, sind z.B. Transkripte mit nur 25 analysierbaren Äußerungen entstanden (vgl. Kap. 4.2.3). Andere Kinder haben in anderen Situationen wiederum 150 Äußerungen gezeigt. Dies verdeutlicht, wie abhängig die Erhebung des Datenmaterials von extrinsischen Faktoren und der Kommunikationsbereitschaft des Kindes ist. Dieses hohe Schwankungsmaß, das die Vergleichbarkeit und statistische Auswertung erschwert, ist bewusst in Kauf genommen worden, um die kindlichen Fähigkeiten möglichst breit abbilden zu können. Alternativ hätte für eine gute Vergleichbarkeit eine Reduktion auf das niedrigste Äußerungsniveau der Gruppe vorgenommen werden müssen. Das hätte allerdings dazu geführt, dass nur ein kleiner Auszug der strukturellen Fähigkeiten erfasst worden wäre und zudem eine notwendige Auswahl bestimmter Strukturen das Bild der Entwicklungsprozesse manipuliert und dadurch verzerrt hätte. So sind zusammenhängende Sequenzen statt kurzer Auszüge dokumentiert worden, die die spontansprachliche Leistungserfassung des Kindes in jeder Einheit ermöglicht haben. Die unterschiedliche Stundenanzahl der Prä-, Post- und Follow-Up-Untersuchung liegt darin begründet, dass nur auffällige Teile der standardisierten Tests wiederholt wurden. Kinder, die am Anfang bereits in vielen Untertests altersgerechte Leistungen erzielt haben, haben z.T. nur eine Follow-Up-Einheit benötigt. Weitere, in erster Linie der Forschung dienliche Diagnostikstunden vor den Eltern zu rechtfertigen, ist einigen Therapeutinnen schwer gefallen. Es wäre jedoch wünschenswert gewesen,

Spontansprache aus drei unterschiedlichen Stunden zu gewinnen, um erkennen zu können, ob die strukturellen Fähigkeiten des Kindes bereits Stabilität aufweisen. Zudem haben einige, wenn auch wenige, Therapeutinnen versäumt, in jeder Diagnostikstunde Spontansprache zu erheben. Auch dies hat die Vergleichbarkeit und Aussagekraft geschmälert. Zu erkennen ist bei manchen Kindern, dass eine Struktur plötzlich nicht mehr produktiv wird. Es lässt sich nicht bestimmen, ob dies auf die reduzierte Datenerhebung oder auf eingeschränkte strukturelle Fähigkeiten des Kindes zurückzuführen ist. Bei der Erhebung von Spontansprache als Datengrundlage bleibt das Risiko, nur einen Teil der Fähigkeiten zu erfassen, weil die Situationsgestaltung möglicherweise nicht alle Anteile ermöglicht oder das Freispiel zu stark ablenkt (vgl. Anhang 12). Es ist nicht sicher einzuschätzen, worin das Ausbleiben einer Struktur begründet liegt. Wird die Struktur nicht emergent, weil sie noch nicht sicher genug beherrscht wird, der Kontext die Produktion nicht hergibt, eine mögliche Elizitierung noch überfordernd wirkt oder das Kind die Produktion in diesem Zusammenhang nicht für erforderlich hält? Diese Frage bleibt offen. Ebenso lässt sich nur eingeschränkt kontrollieren, inwieweit spontansprachliche Leistungen durch elizitierendes Verhalten der Therapeutin beeinflusst werden. Sie bieten die Möglichkeit, den Kindern die gewünschten Zielstrukturen zu entlocken, die Kinder aber vielleicht noch nicht komplett eigenständig zeigen könnten.

Durch die Auswertung der Audioaufnahme nach jeder Stunde ist die Einhaltung der festgelegten Qualitätsmerkmale (vgl. Kap. 4.6.2) gelungen. Die Transkripte der Therapeutinnen sind auf diese Weise objektiviert, imitatorische Leistungen als solche vermerkt und direkte Anpassungen der Therapie an die Leistungszuwächse des Kindes vorgenommen worden. Zudem ist ein schnelles Modifizieren der Freispielgestaltung möglich gewesen, sofern die Situationsauswahl die Produktion bestimmter Strukturen erschwert hat (vgl. Anhang 12). Die zusätzliche Auswertung der Audioaufnahmen durch einen unabhängigen Untersucher wäre aus Gründen der Objektivität wünschenswert, ist jedoch bei dem hohen Stundenaufwand nicht umsetzbar gewesen. In strittigen Fällen ist die Zuordnung der von den Kindern produzierten Prädikate zu der Gruppe der Handlungs- bzw. Zustandsprädikate in Zusammenarbeit mit externen Gutachtern erfolgt. Damit ist dem Risiko Sorge getragen worden, dass die Entscheidung nicht automatisch zugunsten der Struktur ausgefallen ist, die zur Vervollständigung des Strukturbündels noch gefehlt hat.

Darüber hinaus wäre es erstrebenswert gewesen, nur die Daten der Kinder für die Evaluation der Steigerungskriterien zu verwenden, deren Behandlung von Beginn an den Qualitätskriterien der Untersuchungsphase unterlag. Dies hat sich aus organisatorischen und ethischen Gründen nicht umsetzen lassen, da die Kinder sonst einige Monate auf die therapeutische Intervention hätten warten müssen. Der Wechsel aus der Pilot- in die Untersuchungsphase hat sich bei vielen zum Zeitpunkt eines Etappenwechsels angeboten. Bei wenigen Kindern ist es jedoch mitten auf einer Etappe zum Wechsel von der Pilot- in die Untersuchungsphase gekommen. Da sich der Input und die Form der Therapie im Gegensatz zur Genauigkeit der Dokumentation und Auswertung nicht geändert haben, lässt sich der Verbleib der Kinder in der Studie zwecks einer höheren Aussagekraft rechtfertigen. Für weitere Untersuchungen wäre ein klarerer Schnitt jedoch wünschenswert, besonders wenn zusätzlich die Verweildauer auf einer Etappe Untersuchungsgegenstand sein sollte. Die Lösung, die Therapieeinheiten der Pilotphase als Baselinestunden zu werten, wird für diese Arbeit als akzeptabler Kompromiss erachtet.

Durch die Therapie in der Pilotphase haben sich die meisten Kinder zu Beginn der Untersuchungsphase bereits auf der funktionalen Entwicklungsstufe befunden. Die Evaluation der Etablierung lexikalischer und funktionaler Strukturen von Kindern mit Störungen früherer Erwerbsprozesse wäre in einer weiterführenden Untersuchung sinnvoll.

4.6.4.2 Diskussion der Resultate der Untersuchungsphase

Nachfolgend geht es um die Beantwortung der Frage, ob die Kinder der Untersuchungsgruppe die Verbzweitstellung bei Zugrundelegung des entwickelten Steigerungssystems nachhaltig erworben haben. Es wird diskutiert, ob das Steigerungssystem zur Effektivität der Therapie beitragen kann und ob sich anhand der empirischen Daten Entwicklungsthesen des Emergenzmodells untermauern lassen. Zudem wird analysiert, ob die Zielsprachlichkeitsrate der Kinder von bestimmten Variablen abhängt und welche Faktoren sich als Orientierungsgrößen eignen, um Entwicklungsprozesse nachvollziehen und abbilden zu können.

4.6.4.2.1 Diskussion der Etablierung flexibler Strukturen

Im Zentrum der Überlegungen steht die Frage, ob ein festgelegtes Grundmaß an struktureller Vielfalt im Moment der Steigerung für die nachhaltige Etablierung flexibler Strukturen ausreicht. Es ist anzunehmen, dass der Entwicklungsprozess auch bei anfänglich geringer Vielfalt angestoßen ist und diese beginnende Vielfalt als Beleg für das eigenständige Generieren der Strukturen interpretiert werden kann (vgl. Kap. 2.1.4.2) Bevor auf einzelne Entwicklungsverläufe eingegangen wird, erfolgt die Diskussion der Entwicklung der Gesamtgruppe.

Die Spontansprache der Kinder ist zum Zeitpunkt der Nachhaltigkeitsuntersuchung durchsetzt von Topikalisierungsstrukturen und damit durch die Struktur geprägt, die als finaler Beleg für die Vollständigkeit des Verbzweiterwerbs angesehen wird (Hamann et al., 1998; vgl. Kap. 4.6.3.2). Während zu Beginn fast ausschließlich Subjekte in der ersten Satzposition realisiert wurden, zeigen die Kinder drei Monate nach Ende der Behandlung überzufällig viele Objekte, adverbiale Bestimmungen und W-Frage-Pronomen in dieser prominenten Position. Obwohl die Therapie direkt nach dem Auftreten erster Strukturen dieser Art beendet wurde, haben sich die Topikalisierungen etabliert. Entwicklungsbedingte Übergangsstrukturen, die keinen zielsprachlichen Charakter haben, sind signifikant zurückgegangen. Dies deutet an, dass sich die Kinder auf einem höheren syntaktischen Niveau einpendeln, Stabilität gewinnen und nachhaltig weniger Fehler produzieren. Es impliziert aber auch, dass sich ein Nebeneinander starker, zielsprachlicher und schwacher, entwicklungsbedingter Strukturen zum Eintritt in die Therapiepause (vgl. Anhang 15) nicht negativ auf die Erprobung und Etablierung neu erworbener Strukturen auswirkt. Dass Auxiliarstrukturen nicht signifikant zugenommen haben, kann möglicherweise als Artefakt interpretiert werden. Äußerungen mit einem topikalisierten Element wurden nur hinsichtlich dieses Phänomens ausgewertet. Die Verwendung einer zusätzlichen Auxiliarstruktur wurde in diesen Äußerungen nicht ausgewertet. Im Rahmen weiterer Untersuchungen könnte es sinnvoll sein, im Falle topikalisierter Äußerungen sowohl die erste Satz- als auch die Verbposition zu analysieren, um die produktive Verwendung verschiedener Prädikate in zweiter Position genauer zu erfassen. Die deutlich gestiegene Anzahl analysierbarer Äußerungen lässt darauf schließen, dass sich die Kinder bereits zur Einleitung der Pause aktiver und verständlicher an Kommunikationsprozessen beteiligen. Dieses Ergebnis muss allerdings etwas relativiert werden, da die Genauigkeit der Äußerungserfassung möglicherweise über den Therapieverlauf ebenfalls zugenommen haben könnte. Nichtsdestotrotz sind die Äußerungsstrukturen der Kinder nach Abschluss der Therapie durch die Produktion verschiedener Typen von Prädikaten in zweiter Satzposition gekennzeichnet. Eine anfänglich eher starre und unflexible Produktion nur weniger Prädikate ist einer überzufällig hohen Flexibilität und Variabilität gewichen. Dies zeigt ebenfalls eindrücklich, dass das Weiterführen und Beenden dieses syntaktischen Entwicklungsprozesses den untersuchten Kindern ohne weiteren therapeutischen Einfluss gelungen ist. Bei genauerer Einzelfallbetrachtung lassen sich jedoch große individuelle Differenzen und unterschiedliche Verläufe erkennen. Es haben z.B. Kinder wie Luis und Tjark teilgenommen, deren anamnestische Befragung zu Beginn der Behandlung ergeben hat, dass sie seit längerer Zeit unverändert auf dem gleichen Entwicklungsniveau stagniert sind. Vor Beginn der Behandlung haben sie bereits über einen Teil der Strukturen des festgelegten Strukturbündels der Zieletappe verfügt. Jedoch haben sie sich aus dem geringen Grad der Flexibilität nicht eigenaktiv herauslösen können. Es lässt sich interpretieren, dass die unterschiedlichen Anwendungsmöglichkeiten dieser Struktur für den

Transfer noch nicht ausreichend genug ausdifferenziert waren. Es hat sich gezeigt, dass ein Inputimpuls die Verarbeitung angestoßen und die beiden aus ihrer unflexiblen Anwendung herausgeführt hat. Ob dies im Laufe der Zeit auch ohne therapeutische Unterstützung gelungen wäre, lässt sich nur mutmaßen. Die lange Stagnationsdauer der beiden von etwa einem halben Jahr hat Anlass zur Intervention gegeben und zeigt, dass nach der Produktion verschiedener Strukturanteile vielleicht ein erfolgreicherer Transfer möglich ist als auf der Basis komplett unflexibler, erster produktiver Strukturen.

Kjell, Moritz und Noah haben zu Beginn hingegen noch keine Anteile der Zielstruktur aufgewiesen. Auch wenn sie einander in diesem Punkt ähneln, unterscheiden sich ihre Verläufe sehr stark. Noah hat die Teilschritte des Strukturerwerbs nacheinander, stufenförmig, mit einheitlich vorwärts gerichteter Tendenz bewältigt. Seine Zielsprachlichkeitsrate hat kontinuierlich zu- und die Übergangsstrukturen haben kontinuierlich abgenommen. Er hat alle Zielstrukturen nachhaltig und rasch etabliert. Die schwächste Entwicklung lässt sich währenddessen bei Moritz beobachten. Er zeigt bis zum Zeitpunkt der Therapiepauseneinleitung einen Anstieg funktionaler Zielstrukturen, eine steigende Zielsprachlichkeitsrate und eine größere Variabilität hinsichtlich der verwendeten Prädikate, jedoch sind diese Effekte zum Zeitpunkt der Nachhaltigkeitsuntersuchung, abgesehen vom weiteren Abnehmen der Übergangsstrukturen, geringer ausgeprägt. Ob dies der Situation der Spontanspracherhebung geschuldet ist oder er die Strukturen nicht nachhaltig erworben hat, wird im Rahmen weiterer Kontrollen engmaschig beobachtet. Bei Einbezug all seiner Follow-Up Stunden zeigen sich vereinzelte Topikalisierungen. Jedoch haben die Topikalisierungsverwendung, W-Fragen-Produktion und die Zielsprachlichkeitsrate drei Monate nach Ende der Behandlung nicht das gewünschte Niveau erreicht. Kjell hingegen hat vor Beginn der Behandlung die meisten Übergangsstrukturen und damit die geringste Zielsprachlichkeitsrate gezeigt. Während das Auslösen der produktiven Auxiliarentwicklung bei ihm deutlich mehr Zeit beansprucht hat als bei anderen Kindern (vgl. Tab. 15), hat er vor und während des Auxiliarerwerbs bereits Topikalisierungen entwickelt. Dies lässt sich mit Jordens Finitheitsmodell kaum erklären, dem zufolge Topikalisierungen erst zu erwarten sind, sobald die funktionale Struktur mittels der Auxiliare erworben wurde. Es kann interpretiert werden, dass Kjell die Auxiliarstruktur rezeptiv möglicherweise deutlich eher erworben hat, als es sich produktiv hat erkennen lassen. Auf der Basis des rezeptiven Erkenntnisgewinns ist dann eventuell die Realisierung verschiedener Elemente in der prominenten ersten Satzposition möglich geworden. Ihm scheinen jedoch die Realisierungsbedingungen für die Produktion der Auxiliarstrukturen längere Zeit unklar geblieben zu sein. Nach den ersten produktiven Anzeichen des Auxiliarerwerbs hat sich die Reduktion der schwachen Strukturen in einem raschen und effizienten Maße gezeigt. Abgesehen von Moritz' schwächeren Leistungen zeigen alle Kinder in unterschiedlicher Weise nachhaltig erfolgreiche Erwerbsverläufe.

Das Maß des Strukturbündels mit unterschiedlichen Strukturvarianten und den unterschiedlichen Types dieser Varianten scheint sich gut zu eignen, um von kreativ und eigenständig generierten Strukturen ausgehen zu können. Die Kinder zeigen trotz anfänglicher Instabilität und geringer Flexibilität im Rahmen der Nachhaltigkeitsuntersuchung, dass sie alle erforderlichen Strukturen für den nachhaltigen Erwerb der Verbzweitstellung produziert haben. Ob auf der Basis einer beginnend noch geringeren Strukturvielfalt ein ebenso erfolgreiches Ergebnis möglich wäre, bleibt derzeit offen. Das Kind wird aus der Perspektive der Emergenzvertreter durch die Begleitung bis zur Produktion des Strukturbündels ein Stück in die Etablierungsphase hinein unterstützt. Möglicherweise wäre ein noch früheres Beenden der Therapie denkbar. Diese Gedanken werden in der generellen Diskussion ausführlicher erläutert.

Die Ergebnisse der untersuchten Kinder zeigen, dass sich der Erwerb neuer Strukturen in Zwischenschritten vollzieht. In diesem Prozess bleiben neben korrekten Formen schwache Übergangsstrukturen über eine gewisse Zeit erhalten. Diese reduzieren sich mit fortschreitendem Spracherwerb zugunsten zielsprachlicher Formen, bis die Zielstrukturen nach einer längeren Festigungsphase vollständig erworben sind. Für diese Kindergruppe zeigt sich, dass die Etablierung zielsprachlicher Strukturen im dreimonatigen Beobachtungszeitraum noch nicht vollständig erfolgt ist. Der Korrektheitsgrad ist zwar sehr hoch, aber es treten noch Fehler und Unsicherheiten auf. Eine weitere Kontrolluntersuchung wäre daher sinnvoll. Festzuhalten bleibt aber auch, dass sich der Erfolg der Therapie nicht nur in Form höherer Korrektheitsgrade, sondern auch in der Vielfältigkeit der strukturellen Ausdrucksmöglichkeiten zeigt.

Die Daten dieser Untersuchungsgruppe deuten zusammenfassend darauf hin, dass den Kindern aufgrund ihrer Entwicklungsdynamik bei den ersten produktiven Anzeichen des Strukturerwerbs der Transfer dieser Struktur in die Spontansprache ohne eine therapeutische Festigungsphase gelingt. Mehrere aufeinanderfolgende Erwerbsprozesse werden erfolgreich bewältigt, auch wenn der Output des ersten Schrittes noch unvollständig ist (vgl. auch Platzack, 2001). Dies ermutigt dazu, einen Etappenwechsel beim inkonstanten Gebrauch voriger Strukturen vorzunehmen und dem Kind bereits in diesem Stadium neuen Input zuzumuten. Weitere Untersuchungen mit einer größeren Gruppe sollten zeigen, ob sich diese Ergebnisse auf andere Kinder und Entwicklungsverläufe übertragen und sich Behandlungsprozesse dadurch verkürzen lassen.

4.5.4.2.2 Diskussion der Instabilität der Strukturen

Der Umfrage zufolge schicken Therapeutinnen ihre Kinder erst in einem recht stabilen Entwicklungsstadium in die Therapiepause (vgl. Kap. 3.3.3), weil ihnen das Risiko offenbar zu groß ist, dass sich die neuen Fähigkeiten nicht etablieren, wenn diese während der Therapie bzw. in der anschließenden Diagnostikphase nur inkonstant in Erscheinung treten. Mit der fluktuierenden Verwendung wird scheinbar der unvollständige Erwerb dieser Struktur verbunden.

Nach der Theorie des Emergenzmodells ist der Beginn jedes Entwicklungsprozesses durch Fehler, Instabilität und das Zurückgehen auf stabilere Ebenen in Momenten der Überforderung gekennzeichnet (Evans, 2001; vgl. Kap. 2.1.2). Die Therapie der teilnehmenden Kinder ist in diesem frühen Entwicklungsstadium beendet worden. Ist dennoch von der nachhaltigen Etablierung flexibler Strukturen auszugehen?

Die Daten der untersuchten Gruppe zeigen, dass die Äußerungsstrukturen zu den jeweiligen Messzeitpunkten in einem unterschiedlich hohen Maße produziert werden. Dieser Unterschied ist jedoch, mit einer Ausnahme, nicht signifikant, so dass von einem zufälligen und situationsabhängigen, produktiven Häufigkeitsmaß ausgegangen werden kann. In einigen Situationen zeigt sich eine Struktur häufig, die in anderen Momenten weniger und bei manchen Kindern zwischendurch auch gar nicht in Erscheinung tritt. Der Entwicklungsprozess scheint nicht von der Notwendigkeit geprägt zu sein, neue Strukturen wieder und wieder produktiv zu erproben und zu festigen. Denn trotz der inkonstanten Verwendung treten die Zielstrukturen drei Monate nach Abschluss zuverlässig in Erscheinung. Trotz anfänglicher produktiver Inkonstanz mündet die Entwicklung bei diesen Kindern in der Etablierung der Strukturen.

Dies untermauert die modelltheoretische Annahme, dass auf die Entwicklungsauslösung nicht direkt die konstante Strukturverwendung folgt. Der therapeutische Input löst die jeweiligen Entwicklungsprozesse aus, durch die die Kinder neue Kompetenzen erlangen, die im Steigerungsmoment vorerst nur in einem geringen Maße performant sind. Neue Strukturen treten zu Anfang nicht in jeder Situation und jedem sprachlichen Zusammenhang in Erscheinung, weil das Kind vermutlich noch nicht alle produktiven Anwendungsbedingungen für diese Struktur kennt (Weissenborn, 2000). Abhängig von diversen in- und extrinsischen Faktoren gelingt die Produktion der neuen Struktur in einem Zusammenhang, während das Kind sie in einem anderen Kontext noch nicht zeigen kann.

Dass einige Kinder in direkt aufeinanderfolgenden Therapieeinheiten Strukturen in ausgesprochen unterschiedlichem Maße oder auch gar nicht zeigen, kann als ein Beleg für die Instabilität früher Entwicklungsprozesse verstanden werden. Der überzufällige Anstieg der Topikalisierungen zwischen den Zeitpunkten Post 2 und Follow Up ist vermutlich auf den Einsatz der W-Fragen-Elizitierung in der Follow Up Stunde zurück-zuführen und lässt sich daher als Artefakt bewerten. Kontextveränderungen führen zu Veränderungen des kindlichen Sprachverhaltens. Unter bestimmten Bedingungen wird das Sprachverhalten stabil, unter anderen zeigt sich ein hohes Maß an Variabilität und manche Fähigkeiten verschwinden zeitweise wieder (Evans, 2001). Auf der Basis noch schwacher Repräsentationen kann nicht verhindert werden, dass ein Kind zeitweise auf ältere, stabilere Ebenen zurückgeht (Evans, 2007; Evans, 2001). Neue Fähigkeiten sind angreifbarer gegenüber externen kommunikativen Anforderungen (Evans, 2001). Es verwundert daher nicht, dass Zielstrukturen, die aus neuen Entwicklungsimpulsen hervorgehen, Schwankungen unterliegen.

Durch das Erfassen einzelner Entwicklungsmomente wird daher ein instabiles und va-riables Sprachverhalten abgebildet, das aber keinesfalls als Indiz für Entwicklungsprob-leme oder den Verlust neu gewonnener Kompetenzen verstanden werden sollte (Gershkoff-Stowe & Thelen, 2004; Evans, 2007). Fragile und kontextabhängige Leis-tungen können als Belege für den dynamischen Charakter von Entwicklung verstanden werden (Gershkoff-Stowe & Thelen, 2004). Die wiederkehrende Anwendung führt zu Sicherheit und Stabilität. Wie die Daten zeigen, emergieren bei längerer Beobachtung neue Muster sprachlicher Fähigkeiten, die am Ende der Erprobungsphase stabiler und regelmäßiger sowie flexibel beherrscht werden (Evans, 2007).

4.5.4.2.3 Diskussion der Zielsprachlichkeitsrate

Alle Kinder erhalten eine vergleichbare Therapie, die einheitlich gesteigert bzw. been-det wird, sobald das jeweilige qualitative Strukturbündel im logopädischen Setting in Erscheinung tritt. Lässt sich daraus der Schluss ziehen, dass auch die Zielsprachlich-keitsrate der Kinder drei Monate nach Therapieende vergleichbar ist?

Die Daten der untersuchten Kinder zeigen, dass weder ein Zusammenhang zwischen dem Strukturbündel und der Zielsprachlichkeit drei Monate nach Abschluss der Be-handlung noch zwischen der Zielsprachlichkeitsrate im Moment der Steigerung und dem Prozentsatz korrekter Strukturen im Rahmen der Nachhaltigkeitsuntersuchung besteht (vgl. Kap. 4.6.3.5). Daraus folgt einerseits, dass sich aus keinem der beiden Faktoren der Korrektheitsgrad der Spontansprache vorhersagen lässt. Andererseits impliziert das Ergebnis, dass die Fehleranzahl der Kinder untereinander nicht ver-gleichbar ist. Der Korrektheitsgrad ist situationsabhängig und wird nicht von vorab defi-nierten und einheitlich erfüllten Steigerungskriterien bestimmt. Das Produzieren der erforderlichen Steigerungsstrukturen steht folglich nicht im Zusammenhang mit der Fehlerquote, die das Kind drei Monate nach dem Ende der Behandlung aufweist.

Außerdem wird deutlich, dass es einige Kinder gibt, die bereits vor der Therapie kaum fehlerhafte Strukturen produzieren (vgl. Tab. 18 und 19). Auf den ersten Blick könnte der Eindruck entstehen, dass diese Kinder gar keiner syntaktischen Therapie bedürfen. Jedoch wird bei genauerer Betrachtung deutlich, dass diese Kinder nur einige der Strukturen, die für den Erwerb der Verbzweitstellung sprechen, produzieren und z.B. W-Fragen noch gar nicht äußern. Es kann geschlussfolgert werden, dass diese Kinder zwar eine stabile, aber unflexible Leistung auf einem niedrigen Niveau zeigen. Die Rate der Zielsprachlichkeit markiert folglich nicht zwangsläufig die Qualität der Entwicklung.

Dennoch dominiert der Prozentsatz korrekter Strukturen bis heute das Steigerungsverhalten der Therapeutinnen (vgl. Kap. 3.3). Wäre dieser Maßstab bei den Kindern angelegt worden, hätten, der Zielsprachlichkeitsrate vor Beginn der Therapie nach zu urteilen, nur fünf der neun Kinder eine syntaktische Therapie erhalten müssen, auch wenn die übrigen nur über einen Teil der syntaktischen Strukturen verfügt haben. Dem Maßstab, mehr als 80% korrekte Strukturen für die Therapiepause zu zeigen, hätten zum Zeitpunkt der Pauseneinleitung nur vier Kinder entsprochen. Im Follow Up haben acht von neun Kindern hohe Zielsprachlichkeitsraten von über 80%, doch nur ein Mädchen, die von den Therapeutinnen geforderten, 100% erreicht (vgl. Kap. 3.3.4). Die Therapie würde der Umfrage zufolge nur bei diesem Mädchen beendet werden. Den Kindern passieren im Entwicklungsprozess jedoch in aller Regel Fehler, wenn ein neuer Kontext zu bewältigen ist oder eine Struktur selten im Input bzw. der produktiven Anwendung vorkommt (Gershkoff-Stowe & Thelen, 2004). Es erscheint einfach, kindliche Äußerungen mit der Zielsprache der Erwachsenen zu vergleichen und Bilanz zu ziehen, in welchen Aspekten das jeweilige Kind noch von der Zielsprache abweicht. Diese schnell verfügbare Vergleichsdimension erscheint jedoch unangemessen, weil sich das sprachlernende Kind im Entwicklungsprozess befindet, zu dem Fehler genau wie Fortschritte dazu gehören und nicht als Manko verstanden werden sollten. Wünschenswert wäre, dass sich entwicklungsorientierte Denkstrukturen stärker durchsetzen, in denen Kindern Fehler, schwankende Leistungen, Entwicklungsphasen und Übergangsstrukturen zugestanden werden.

4.6.4.3 Diskussion der Steigerungskriterien

Die Steigerungen der Therapie der Verbzweitstellung einheitlich an den individuellen, qualitativen Strukturmerkmalen des Kindes auszurichten, scheint gewinnbringend für die Behandlung zu sein. Die Strukturen der Kinder haben sich nachhaltig etabliert, auch wenn andere Maßstäbe angelegt wurden, als die praktisch tätigen Therapeutinnen bevorzugen (vgl. Kap. 3.3). Für die untersuchte Kindergruppe hat sich die Orientierung am Fähigkeitsprofil der Kinder statt an deren Fehlerniveau als sinnvoll erwiesen, wobei aufkeimende Fähigkeiten zur Steigerung ausgereicht haben.

In dem Zeitfenster, in dem sich der syntaktische Hauptsatzerwerb vollzieht, bedingen sich die lexikalische und grammatische Entwicklung stark (Moyle et al., 2007). Neben syntaktischen Erwerbsanteilen ist auf Etappe 4 z.B. auch das lexikalische Verarbeiten der einzelnen W-Fragepronomen von Bedeutung. Auch wenn Hamann et al. (1998) erst dann vom vollständigen Erwerb der Verbzweitstellung ausgehen, wenn Objekte in topikalisierter Position realisiert werden, erscheint es für das Steigerungssystem nicht sinnvoll, auf diese zum Teil erst spät emergierenden Anteile zu warten. Das würde die Therapie unnötig verlängern. Adverbiale Bestimmungen, die für Jordens (2012) den Topikalisierungserwerb ebenso markieren, werden folglich neben Objekten als Strukturnachweis für das Besetzen der Topic-Position gewertet. Zu Beginn der W-Fragen-Entwicklung haben die untersuchten Kinder häufig die frühen Pronomen verwendet (vgl. Kauschke & Siegmüller, 2012), während sie im Rahmen der Nachhaltigkeitsuntersuchung auch verstärkt objektfordernde W-Frage-Pronomen produziert haben. Es wäre sinnvoll, die erhobenen Daten auf die Objekttopikalisierung bezogen noch einmal genauer zu evaluieren, aber im Rahmen dieser Kindergruppe zeigt sich, dass eine zu Beginn geringe Variation die Vielfalt verschiedener und komplexerer Elemente nach sich zieht.

Die Kombination der theoretischen Modelle hat sich für die Entwicklung des Steigerungssystems als günstig erwiesen, da jedes der beiden Modelle einen Teil der für die Steigerungsableitung relevanten strukturellen bzw. entwicklungsbezogenen Parameter enthält (vgl. Kap. 2.1). Es wird auf diese Weise möglich, die Verbzweitentwicklung konkret im Entwicklungsmodell der Emergenz zu durchdenken und die Entwicklungsparameter auf die kleinschrittige Strukturentwicklung anzuwenden. Auch wenn Jordens (2012) die Strukturabfolgen nicht auf Kinder mit Sprachentwicklungsstörungen oder deren Behandlung bezieht, eignen sich die Ausführungen gut zur Festlegung hierarchischer Abfolgen.

Doch auch wenn die Reihenfolge der Entwicklungsschritte grob vorgezeichnet ist, gestalten sich die Dauer und der Verlauf des Strukturerwerbs individuell unterschiedlich. Neben den Kindern, die die Strukturen hierarchisch und nacheinander erwerben, gibt es die, die einige Strukturen überlappend und parallel entwickeln. Eine Treppe zu skizzieren, wird dem letztgenannten Entwicklungsverlauf kaum gerecht. Adäquater erscheinen eher gleichrangige Säulen, die sich auf lexikalischer oder funktionaler Ebene berührend gegenüberstehen und evtl. gegenseitig beeinflussen.

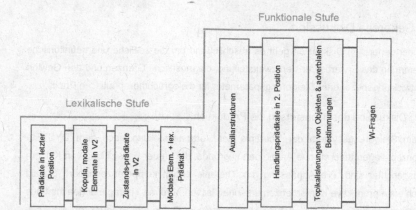

Abbildung 25 Schema zum säulenförmigen Erwerb der Verbzweitstellung

Ähnliche Fähigkeiten brauchen zum Teil nur einen Entwicklungsprozess, der sich auf die verschiedenen Strukturanteile hin ausbreitet. Die Ergänzung der Modalstrukturen um ein lexikalisches Prädikat in letzter Satzposition stellt z.B. eine komplexere Variante der einfachen Modalstruktur dar. Es könnte daher darüber nachgedacht werden, einige Strukturbündel möglicherweise etappenübergreifend zusammenzufassen.

Abschließend lässt sich festhalten, dass die Kinder einzigartige Entwicklungsverläufe gezeigt haben, auf die mit dem Steigerungssystem individuell und doch vergleichbar reagiert werden konnte. Der Erwerb der Verbzweitstellung hat sich bei den teilnehmenden Kindern nachhaltig vollzogen, so dass die Behandlung und Steigerungsausrichtung von der Modellkombination zu profitieren scheint.

5 Generelle Diskussion

In der generellen Diskussion geht es abschließend um die zeitliche und definitorische Verortung des Erwerbs der Verbzweitstellung, diagnostische Grenzen und den Gewinn entwicklungsbezogener Steigerungsparameter für die sprachtherapeutische Praxis.

5.1 Diskussion des Transfers in die Produktion

Dem Steigerungssystem der Therapie der Verbzweitstellung nach dem DYSTEL-Konzept liegen theoretische Annahmen zugrunde, die an der Entwicklung von Kindern ausgerichtet sind. Die Anpassung der Therapie erfolgt kompetenzorientiert. Sobald sich erste produktive Kompetenzen erkennen lassen, wird die Therapie ungeachtet des Performanzgrades auf die nächste Stufe gesteigert. Durch das Produzieren eines geringen Maßes an Vielfalt wird angenommen, dass die syntaktische Struktur in ihren Grundzügen erworben und damit eigenständig generiert wurde (Jordens, 2013; vgl. Kap. 2.1.4.2). Die Daten der Untersuchungsphase zeigen, dass diese Kindergruppe die Verbzweitstellung nachhaltig erwirbt. Auch wenn sich die Strukturen drei Monate nach Ende der Therapie noch nicht in jeglichem Kontext bei jedem Kind stabil zeigen, haben entwicklungsbedingte Übergangsstrukturen signifikant abgenommen, während Topikalisierungen zu einem festen Bestandteil geworden sind. Die Kinder etablieren die unterschiedlichen syntaktischen Strukturen folglich eigenaktiv und ohne therapeutische Unterstützung, auch wenn ihnen zum Zeitpunkt der Steigerung bzw. der Einleitung der Therapiepause noch nicht alle produktiven Anwendungsbedingungen klar zu sein scheinen.

Den theoretischen Modellen lassen sich keine spezifischen Beschreibungen entnehmen, wie Entwicklungsschritte konkret aussehen, in welchem Tempo sich Übergänge vollziehen und an welchen konkreten Parametern Übergänge erkannt werden können. Weissenborn (2000) ist der Auffassung, dass der rezeptive Verarbeitungsprozess nahezu abgeschlossen ist, wenn erste Strukturen produktiv werden. Produktionsfortschritte sind demnach als Produkt einer erfolgreichen rezeptiven Verarbeitung zu verstehen. Durch die Inputgabe kommt es zur Auslösung rezeptiver Erkenntnisse. Nach vollständiger Analyse folgt dann die Produktion neuer Strukturen. Auch wenn vielleicht bereits das erste produktive Erscheinen einer Struktur diesen Übertrag kennzeichnen kann, ist das Risiko des floskelhaften Gebrauchs hoch. Wenn die Struktur rezeptiv noch nicht erworben wäre, die Therapie aber aufgrund einer ganzheitlich analysierten produktiven Form bereits beendet werden würde, wäre der eigenständige Transferprozess der Strukturen in die Produktion nicht anzunehmen. Deshalb erscheint die Festlegung der Strukturbündel weiterhin sinnvoll. Alternativ dazu wäre ansonsten ein Verfahren zu entwickeln, mit dem sich der rezeptive Erwerb einer Struktur zuverlässig abbilden ließe. Wobei auch dann offen bliebe, ob der Übertrag ohne Begleitung gelingen würde.

Es wird also davon ausgegangen, dass eine neu erworbene Struktur aktivier-, produzier- und wiederholbar ist, wenn sie rezeptiv stabil verankert wurde (Gershkoff-Stowe & Thelen, 2004). Dem Kind wird so lange Input gegeben, bis mithilfe der Nutzung des zugrundeliegenden Cues eine Information so präsent ist, dass das Prinzip der Struktur erkannt und verarbeitet werden kann. Der Input wird so lange aufrechterhalten, bis sich erste verschiedene Strukturen in der Produktion zeigen. Im Anschluss daran wird dann eine neue Information im Input betont oder die Behandlung beendet.

Doch zu welchem Zeitpunkt kann von der Erwerb einer Struktur verankert werden? Weissenborn (2000) zufolge beträgt die Übergangsphase zwischen der Verbend- und der Verbzweitstellung wenige Wochen. Bender et al. (2012) berichten von kurzen Erprobungszeiträumen für jede Struktur und einer aufsummierten vier- bis zehnwöchigen Erwerbsphase der Verbzweitstellung für sprachgesunde Kinder. Unklar bleibt jedoch, ob sich diese Angaben darauf beziehen, dass erste instabile Strukturen emergieren oder darauf, dass der Transfer aller Strukturen in die Produktion gelungen ist. Welche Zeitspannen als Vergleichsgröße für den gestörten Erwerbsverlauf herangezogen werden können, bleibt ebenfalls offen. Erwerb lässt sich breit und unterschiedlich definieren. Erfolgreicher rezeptiver Erwerb spielt sich in ganz anderen zeitlichen Bezügen ab als erfolgreicher produktiver Erwerb, der die Phase der Etablierung beinhaltet. Doch worauf sich die oben genannten Erwerbsangaben genau beziehen, bleibt unklar.

Es ist davon auszugehen, dass der rezeptive Erwerbsprozess lange vor der Produktion der jeweiligen Struktur beginnt und die Stagnation in dieser Phase durch die Inputgabe überwunden wird. Zeitversetzt beginnt dann der produktive Erwerb. Erst am Ende der Etablierungsphase kann vom vollständigen und abgeschlossenen Erwerb der Verbzweitstellung gesprochen werden. Es wird aber geschlussfolgert, dass die Erwerbsstagnation bereits zum Zeitpunkt der Produktion der verschiedenen Strukturbündelanteile überwunden ist und die Erprobung daher ohne therapeutische Hilfe gelingen kann. Ob dies auf andere Kinder übertragbar ist, sollten weitere Untersuchungen zeigen.

Aus den Ergebnissen der Umfrage lässt sich schließen, dass die Therapeutinnen den Erwerb der Verbzweitstellung an die Vollständigkeit der Etablierung koppeln. Wenn sie den Moment des Erwerbs früher annehmen und die nachfolgende Etablierung aus einem weniger erwerbsrelatierten Blickwinkel betrachten würden, ließen sich Instabilitäten und Fehler leichter akzeptieren, da sie nicht direkt den zugrunde liegenden Erwerbsmechanismus in Frage stellen. Es wäre darüber hinaus wünschenswert, dass auch die Forschungsaussagen transparentere Definitionen und Bezüge beinhalten, damit die behandelnde Therapeutin einschätzen kann, wie schnell sich erste Erwerbsanzeichen oder auch die Abgeschlossenheit eines Prozesses in der Behandlung einstellen sollten. Bei unterschiedlicher, implizit bleibender Definition kann Frustration entstehen, wenn es zwischen den Angaben der Theorie und den Prozessen in der Praxis zu deutlichen Diskrepanzen kommt.

5.2 Diskussion der Diagnostikanwendung

Im Rahmen der Steigerungsbefragung haben die Therapeutinnen angegeben, dass ein Kind für den Abschluss einer Therapie normal entwickelte Leistungen in standardisierten Tests aufweisen muss (vgl. Kap. 3.3.3). Bei fehlerhaften und instabilen Leistungen wäre das Ende der Behandlung demnach noch nicht indiziert. Dies lässt sich mit dem Konzept der Entwicklung schwer in Einklang bringen (vgl. Kap. 2.1.1) und zieht außerdem diagnostische Überlegungen nach sich.

Im Rahmen dieser Untersuchung hat sich gezeigt, dass die Elizitierung bestimmter Strukturen fragile Systeme noch zum Einstürzen bringt. Während z.B. ein Kind in einer spontansprachlichen Situation alle Strukturen bis hin zur Objekttopikalisierung zeigt, kann es diese Strukturen bei Vorlage von Situationsbildern oder gezielten Aufforderungen zur Produktion bestimmter Fragen teilweise noch nicht produzieren. Das kann bedeuten, dass herkömmliche Tests in diesem Erwerbsstadium möglicherweise schwächere Leistungen abbilden, als das Kind in anderen spontansprachlichen Situationen bereits zu produzieren in der Lage ist. Doch was lassen sich daraus für Konsequenzen ableiten? Um mit den vorliegenden standardisierten Testverfahren zu altersgerechten Ergebnissen zu gelangen, müssten die Kinder deutlich länger therapeutisch begleitet werden, als es die entwicklungsauslösende Therapie vorsieht. Alternativ könnten diese Instrumente zeitversetzt im Zuge von Kontrolluntersuchungen zur Anwendung kommen. Damit würde dem Kind Entwicklungszeit zugestanden werden. Nach einer Phase der Erprobung und Etablierung könnte es zu einem späteren Zeitpunkt sinnvoll sein, die Leistungszuwächse mit der Norm abzugleichen und zu überprüfen, ob die Etablierung in dem gewünschten Maße erfolgt ist.

Alternativ wäre die Konzeption entwicklungsorientierter Testverfahren sinnvoll. Denn wenn modelltheoretisch nicht der Anspruch an das Kind besteht, dass es direkt nach der Entwicklungsauslösung alle Strukturen zielsprachlich und stabil realisiert, müsste ein Verfahren entwickelt werden, mit dem sich erste Entwicklungsprozesse abbilden lassen. Dies käme den Forderungen Duchans (2004) entgegen, dass sich die Annahmen, die der Therapie, Diagnostik und in diesem Fall auch der Steigerungsableitung zugrunde gelegt werden, alle im gleichen theoretischen Modell verorten lassen. Es könnte sinnvoll sein, dieser Art von Diagnostik qualitative Parameter zugrunde zu legen und die Diagnostik nicht auf eine Einheit oder Situation zu beschränken, um den anfänglich schwankenden und situationsabhängigen Leistungen gerecht zu werden.

5.3 Diskussion der Beziehung von Wissenschaft und Praxis

Während im Zuge der Evidenzbasierung viele Stimmen laut werden, dass das therapeutische Handeln auf der Basis wissenschaftlicher Belege und aktueller Forschungsergebnisse aufbauen sollte, statt auf subjektiven Überzeugungen und langjährigen Traditionen, bleibt das große Problem, dass für diverse therapeutische Entscheidungsprozesse noch keine wissenschaftlich und theoretisch fundierte Basis existiert. Das weitere Voranschreiten der logopädischen Theoriebildung und der Effektivitätsnachweise bildet daher die Voraussetzung für das Hinterfragen der bisherigen Handlungspraxis.

Durch die Umfrage wird deutlich, dass Steigerungen in der Praxis noch nicht theoriebasiert umgesetzt wird. Doch wie soll dies auch gelingen, wenn Steigerungen weder systematisch untersucht noch in der Literatur beschrieben sind?

Mit dieser Arbeit ist ein erster Schritt erfolgt, theoretische Überlegungen in Steigerungsabläufe einzubeziehen. Auf diesen sollten viele weitere folgen, damit langfristig gesehen durch ein direktes und konkretes Anpassen der Therapie an die individuellen Fähigkeiten des Patienten eine Steigerung der Effektivität möglich wird.

Messbare und konkrete Kriterien scheinen den Therapeutinnen für die Umsetzung syntaktischer Therapien derzeit noch weitgehend zu fehlen (vgl. Kap. 3.3). Sie legen aktuell in erster Linie quantitative und zielsprachliche Maßstäbe für die Entscheidung an, wann zum nächsten inhaltlichen Baustein gesteigert werden kann oder ein Kind keine Therapie mehr benötigt. Das Aufgeben von Überzeugungen und Sichtweisen sowie die Hinwendung zu neuen Impulsen werden sicherlich nicht ohne Widerstände gelingen. Bereits in der Zusammenarbeit mit den externen Therapeutinnen, die neuen Steigerungsideen gegenüber sehr offen gewesen sind, haben sich im Moment der Steigerung und bei der Einleitung der Behandlungspause Zweifel bei ihnen gezeigt, die sich in vielen Fällen bis zur Nachhaltigkeitsuntersuchung gehalten haben. Die Skepsis hat sich in erster Linie darauf bezogen, ob die Etablierung bei so minimalen Anzeichen des Strukturerwerbs und ganz ohne produktive Übungen zur Festigung gelingen kann.

Wenn sich die Ergebnisse dieser Untersuchung in weiteren Studien bestätigen sollten und eine entwicklungsorientierte, qualitativ ausgerichtete Steigerung zu effektiveren und kürzeren Therapien verhelfen kann, wird ein Umdenken in der Therapie der Verbzweitstellung erforderlich sein. Die Bedeutung von Korrektheitsgraden, der Zielsprachlichkeitsrate direkt im Anschluss an die Therapie, Festigungsphasen und des Trainierens bestimmter Strukturen, dürften dann Parametern weichen, die die therapeutische

Aufgabe im Auslösen von Entwicklungsprozessen implizieren. Dies bedeutet, dass deutlich früher, bei den ersten produktiven Erwerbsanzeichen und teilweise noch vielen schwachen Strukturen eine Steigerung oder Therapiepause veranlasst werden kann.

In dieser ersten Studie hat sich gezeigt, dass die untersuchten Kinder den Transfer und die Entfaltung der Flexibilität eigendynamisch mit anfänglichen Fehlern, der für Entwicklungsprozesse erforderlichen Zeit und der zu Beginn existierenden Instabilität bewältigen konnten. Kontrollen der strukturellen Fähigkeiten sollten dennoch der Überprüfung dienen, ob das Kind die erforderliche Eigendynamik entfalten kann oder eines höheren Maßes an therapeutischer Unterstützung bedarf. Erfahrung und Intuition weichen damit ersten theoriegeleiteten, operationalisierbaren Kriterien und Merkmalen. Für die Anwendung dieser Kriterien ist es jedoch erforderlich, das Zuordnen spontansprachlicher Äußerungen zu den verschiedenen Strukturtypen zu lernen, um in den Therapien erkennen zu können, wann ein Strukturbündel komplett und die Steigerung möglich ist. Diese Form der Spontansprachauswertung ist vermutlich aufwändiger und schwieriger als die Orientierung an der Fehlerquote des Kindes. Neue Impulse haben deshalb nur dann eine realistische Chance, sich zu etablieren, wenn die Anwendung im Praxisalltag vom Zeitaufwand her umsetzbar ist. Das Aufzeichnen und Auswerten jeder Stunde wird in der Praxis nicht möglich sein. Sobald der Therapeutin jedoch die sichere Struktureinschätzung spontaner Äußerungen des Kindes gelingt, ist ein Eintragen der qualitativen Merkmale in einem Dokumentationsbogen möglich (vgl. Anhang 16), anhand dessen Steigerungen vorgenommen werden können.

6 Schlussfolgerung und Ausblick

Baumgartner (2008) formuliert die These, dass operationale Kriterien die Voraussetzung für Wirksamkeit darstellen. Derzeit sind sprachtherapeutische Ansätze noch nicht genau genug untersucht und belegt, so dass ursprüngliche Idealkonstruktionen in der Praxis abgewandelt werden und darunter sowohl die Spezifität als auch die Wirksamkeit leiden (Baumgartner, 2008). Transparente, konkrete Steigerungskriterien können ein Baustein auf dem Weg zu dieser Spezifität sprachtherapeutischer Methoden und Ansätze darstellen und einen Beitrag dazu leisten, dass Therapien effektiver werden.

Der in dieser Studie entwickelte, konkrete und theoretisch abgeleitete Steigerungs-Strukturbaukasten kann in der Behandlung der Verbzweitstellung dazu verwendet werden, das therapeutische Angebot erfolgreich an die individuellen Fortschritte anzupassen. Den Kindern werden dabei eigenaktive Erprobungs- und Etablierungszeiträume zugestanden, in denen Fehler, Instabilitäten und Übergangsstrukturen akzeptiert und nicht problematisiert werden. Eine therapeutische Begleitung bis zum vollständigen Strukturtransfer ist aufgrund der kindlichen Entwicklungsdynamik bei dieser Kindergruppe nicht erforderlich gewesen. Wenn sich dies im Rahmen weiterer Untersuchungen bestätigen sollte, würde die Sprachtherapeutin in Bezug auf den Verbzweitstellungserwerb nur als Impulsgeber fungieren, um den Entwicklungsprozess anzustoßen. Sobald das Kind zeigt, dass es selbständig erste produktive Anwendungsbezüge herstellt, kann es seine weitere Entwicklung eigenaktiv gestalten. Die Therapeutin sollte die Vollständigkeit des Transfers in größeren Abständen kontrollieren und beim Auftreten weiterer Stagnationen ggf. erneut intervenieren.

Mit dieser Untersuchung konnte das Bestreben des DYSTEL-Projektes, die Dysgrammatismustherapie effektiver, transparenter und für die Patientenversorgung optimaler zu gestalten (Siegmüller, 2013), unterstützt werden. Es bleiben zum jetzigen Zeitpunkt jedoch noch viele Fragen offen. Neben einer weiterführenden Untersuchung, ob sich diese ersten Ergebnisse auf größere Kindergruppen übertragen lassen, wäre es interessant zu untersuchen, ob diese Ergebnisse auch für Kinder aus sozial schwachen Familien und bilingual aufwachsende Kinder bedeutungsvoll sein können. Gelingt die Etablierung eigenaktiv, wenn das Kind die Verbzweitstellung z.B. nur im Kindergarten produktiv etablieren kann? Ist das Gelingen des Transfers möglicherweise an die Qualität und Quantität weiterer Alltagsinputs geknüpft? Des Weiteren wäre es wünschenswert, dass auch für andere Störungsbilder theoriegeleitete Steigerungskriterien entwickelt werden. Je nach Störungsschwerpunkt und theoretischem Modell kann die Ausrichtung auf andere Parameter und Kriterien, wie z.B. die Teilhabe- und Aktivität des Patienten, sinnvoll sein.

Die Untersuchung von Steigerungskriterien sollte auf jeden Fall zu einem festen Bestandteil zukünftiger Wirksamkeitsstudien werden, da die Anpassung des therapeutischen Angebots an die Fähigkeiten des Patienten eine wichtige Stellschraube für die Effektivität einer Behandlung darstellt. Neben dem Erbringen und Einbeziehen wissenschaftlicher Belege wäre zu guter Letzt jedoch die Auseinandersetzung praktisch tätiger Therapeutinnen mit den Theorien und Modellannahmen, die den Ansätzen zugrunde liegen, wichtig. Die Vorgaben der Therapieansätze, langjährige Traditionen und eigene Überzeugungen können nur dann hinterfragt und reflektiert werden, wenn die dahinterstehenden theoretischen Modelle verstanden und in die Überlegungen einbezogen werden.

Literaturverzeichnis

Baumgartner, S. (2008). *Kindersprachtherapie: Eine integrative Grundlegung.* München: Ernst Reinhardt Verlag.

Bender, M., Wieloch, S. & Siegmüller, J. (2012). *Die Entwicklung der genuinen Verbzweitstellung (V2) im ungestörten Spracherwerb.* Leipzig: Poster, präsentiert auf der 7. Interdisziplinären Tagung über Sprachentwicklungsstörungen, 1.-3. November 2012.

Beushausen, U. & Grötzbach, H. (2011). *Evidenzbasierte Sprachtherapie.* München: Elsevier Urban & Fischer.

Bishop, D. V. M. (2000). How does the brain learn language? Insights from the study of children with and without language impairment. *Developmental Medicine & Child Neurology, 42,* 133-142.

Bittner, D. (2013). Grammatische Entwicklung. In S. Ringmann & J. Siegmüller (Hrsg.), *Handbuch Spracherwerb und Sprachentwicklungsstörungen: Schuleingangsphase* (51-76). München: Elsevier.

Buschmann, A. & Jooss, B. (2012). *Heidelberger Elterntraining zur Kommunikation und Sprachanbahnung bei Kindern mit globaler Entwicklungsstörung.* München: Elsevier.

Bußmann, H. (2008). *Lexikon der Sprachwissenschaft.* Stuttgart: Kröner.

Clahsen, H. (1988). *Normale und gestörte Kindersprache.* Amsterdam, Philadelphia: Benjamins.

Clahsen, H., Eisenbeiss, S. & Penke, M. (1996). Lexical Learning in early syntactic development. In H. Clahsen (Hrsg.), *Generative perspectives on language acquisition* (129-159). Amsterdam, Philadelphia: Benjamins.

Crämer, C. & Schumann, G. (1999). Schriftsprache. In Baumgartner & Füssenich (Hrsg.), *Sprachtherapie mit Kindern - Grundlagen und Verfahren* (256-319). 4. Auflage. München/Basel.

Dannenbauer, F.M. (1999). Grammatik. In S. Baumgartner & I. Füssenich (Hrsg.), *Sprachtherapie mit Kindern* (105-161). München: Ernst Reinhardt Verlag.

Dollaghan, C. (2007). *The Handbook for Evidence-based practice in Communication Disorders.* Baltimore: Brookes Publishing.

Duchan, J.F. (2004). *Frame Work in Language and Literacy – How Theory informs Practice.* New York, London: The Guilford Press.

Evans, J.L. (2001). An emergent account of language impairments in children with SLI: implications for assessment and intervention. *Journal of Communication Disorders 34,* 39-54.

Evans, J.L. (2007). A Dynamical systems account. In Hoff & Shatz (Hrsg.), *Blackwell Handbook of Language Development* (128-147). Oxford: Blackwell Publishing.

Field, A. (2009). *Discovering Statistics Using SPSS.* London: SAGE.

Fox, A.V. (2003). *Kindliche Aussprachestörungen.* Idstein: Schulz-Kirchner.

Fox, A.V. (2013). *TROG-D: Test zur Überprüfung des Grammatikverständnisses.* Idstein: Schulz-Kirchner-Verlag.

Füssenich, I. (1999). Semantik. In Baumgartner & Füssenich (Hrsg.), *Sprachtherapie mit Kindern - Grundlagen und Verfahren* (63-104). 4. Auflage. München/Basel.

Gershkoff-Stowe, L. & Thelen, E. (2004). U-shaped changes in behavior: a dynamic systems perspective. *Journal of cognition and development* 5 (1), 11-36.

Glück, C. W. (2009). *Kindliche Wortfindungsstörungen. Ein Bericht des aktuellen Erkenntnisstandes zu Grundlagen, Diagnostik und Therapie* (4. Aufl.). Bern: Peter Lang.

Hacker, D. (1999). Phonologie. In S. Baumgartner & I. Füssenich (Hrsg.), *Sprachtherapie mit Kindern* (13-62). München: Ernst Reinhardt Verlag.

Hamann, C., Penner, Z. & Lindner, K. (1998). German inpaired grammar: the clause structure revisited. *Language Acquisition, 7*, 193-245.

Hansen, D. (1996). *Spracherwerb und Dysgrammatismus*. München: UTB.

Hirsh-Pasek, K. & Golinkoff, R.M. (1996). *The origins of grammar*. Cambridge, MA: The MIT Press.

Hirsh-Pasek, K., Golinkoff, R.M. & Hollich, G. (1999). Trends and transitions in language development: Looking for the missing piece. *Developmental Neuropsychology*, 16 (2), 139-162.

Hirsh-Pasek, K., Golinkoff, R.M., Hennon, E.A. & McGuire, M. (2004). Hybrid Theories at the Frontier of Developmental Psychology: The Emergentist Coalition Model of Word Learning as a Case in Point. In D. G. Hall & S. R. Waxman (Hrsg.), *Weaving a lexicon*. Cambridge, MA: MIT.

Hollich, G., Hirsh-Pasek, K., Tucker, M.L. & Golinkoff, R. (2000). The Change is Afoot: Emergentist Thinking in Language Acquisition. In P.B. Anderson (Hrsg.), *Downward Causation*. Aahus University Press.

Jordens, P. & Dimroth, C. (2003). Finiteness in children and adults learning Dutch. In N. Gagarina & I. Gülzow (Hrsg.), *Discovering the world of verbs* (167-195). Amsterdam: Kluwer Academic Publ.

Jordens, P. (2012). *Language Acquisition and the Functional Category System*. Berlin: De Gruyter.

Jordens, P. (2013). Dummies and auxiliaries in the acquisition of L1 and L2 Dutch. In E. Bom, I. van de Craats & J. Verhagen (Hrsg.), *Dummy auxiliaries in first and second language acquisition* (343-370). Berlin: De Gruyter Mouton.

Kannengieser, S. (2009). *Sprachentwicklungsstörungen. Grundlagen, Diagnostik und Therapie*. München: Elsevier.

Kauschke, C. & Siegmüller, J. (2010). *Patholinguistische Diagnostik bei Sprachentwicklungsstörungen (PDSS)*. München: Elsevier Urban & Fischer.

Kauschke, C. & Siegmüller, J. (2012). *Materialien zur Therapie nach dem Patholinguistischen Ansatz (PLAN): Syntax und Morphologie*. München: Elsevier.

Kazdin, A. E. (2001). Progression of therapy research and clinical application of treatment require better understanding of the change process. *Clinical Psychology: Science and Practice*, 2, 143-151.

Kazdin, A. E. (2011). *Single-Case Research Designs - Methods for Clinical and Applied Settings*. 2. Edition. Oxford: Oxford University Press.

Levelt, W. J. M. (1989). *Speaking: from intention to articulation*. Cambridge: MIT Press.

Mayer, A. (2010). *Gezielte Förderung bei Lese- Rechtschreibstörungen*. München: Ernst Reinhardt Verlag.

Motsch, H.J. (2004). *Kontextoptimierung – Förderung grammatischer Fähigkeiten in Therapie und Unterricht*. München: Ernst Reinhardt Verlag.

Motsch, H.J. (2013). Grammatische Störungen - Basisartikel. In: *Sprachförderung und Sprachtherapie* 2 (1), 2-8.

Moyle, M., Ellis Weismer, S. & Linstrom, M.J. (2007). Longitudinal relationships between lexical and grammatical development in typical and late-talking children. *Journal of Speech, Language and Hearing Research*, 50, 508-528.

Neumann, C., Baumann, J., Meyer, S. & Siegmüller, J. (2013). *Die Therapie der Verbzweitstellung – Individuelle Therapieverläufe im DYSTEL-Projekt*. Potsdam: Poster, präsentiert auf der Tagung des Verbandes für Patholinguistik, VPL, November 2013.

Penner, Z. & Kölliker-Funk, M. (1998). *Therapie und Diagnose von Grammatikerwerbsstörungen. Ein Arbeitsbuch*. Luzern: Edition SZH.

Penner, Z. (2000). Phonologische Entwicklung: Eine Übersicht. In H. Grimm (Hrsg.), *Sprachentwicklung: Enzyklopädie der Sprache: Themenbereich C, Theorie und Forschung. Serie III, Sprache* (S. 105-139). Göttingen: Hogrefe.

Platzack, C. (2001). The Vulnerable C-domain. *Brain and Language*, 77, 364-377.

Ringmann, S. (2014). Therapie der Erzählfähigkeit bei Kindern - eine Einzelfallserie. *L.O.G.O.S. interdisziplinär*, 1(22), 16-29.

Ringmann, S. (eingereicht). Therapie der Makrostruktur von Erzählungen. *Sprachförderung und Sprachtherapie in Schule und Praxis*.

Sackett, D., Rosenberg W., Gray, J., Haynes R. & Richardson W. (1997). Was ist evidenzbasierte Medizin und was nicht? *Munch Med Wochenschr* 139, 644-655.

Schnitzler, C. D. (2008). *Phonologische Bewusstheit und Schriftspracherwerb*. Stuttgart: Thieme.

Schrey-Dern, D. (2006). *Sprachentwicklungsstörungen: Logopädische Diagnostik und Therapieplanung*. Stuttgart: Thieme.

Siegmüller, J. & Kauschke, C. (2006). *Patholinguistische Therapie bei Sprachentwicklungsstörungen*. München: Elsevier.

Siegmüller, J. (2013). Emergenzorientierte Grammatiktherapie auf der Grundlage des PLAN: Erste Ergebnisse des DYSTEL-Projektes. In T. Fritsche (Hrsg.), *Im Dschungel des Grammatikerwerbs*. Potsdam: VPL.

Siegmüller, J. (2014a). Warum wirkt Therapie? Zur Entwicklung und Geschichte der Kindersprachtherapie. *Forum Logopädie*, 1 (28), 41.

Siegmüller, J. (2014b). Wie wirkt mein therapeutischer Input? *Forum Logopädie*, 4 (28), 22-29.

Siegmüller, J., Herzog, C. & Herrmann, H. (2005). Syntaktische und lexikalische Aspekte beim Verstehen von Informationsfragen: Ein Vergleich zwischen Kindern mit spezifischer Sprachentwicklungsstörung und ungestörter Sprachentwicklung. *L.O.G.O.S. interdisziplinär*, 13 (1), 29-35.

Siegmüller, J., Kauschke, C., van Minnen, S. & Bittner, D. (2011). *Test zum Satzverstehen von Kindern*. München: Elsevier.

Siegmüller, J., Schröders, C., Sandhop, U., Otto, M. & Herzog-Meinecke, C. (2010). Wie effektiv ist die Inputspezifizierung? - Erwerbsverhalten von Late Talkern und Kindern mit kombinierten umschriebenen Entwicklungsstörungen und Late-Talker-Sprachprofil in der inputorientierten Wortschatztherapie. *Forum Logopädie*, 42(1), 16-23.

Watermeyer, M. & Kauschke, C. (2009). Behandlung von Störungen beim Erwerb der Verbzweitstellungsregel nach dem Patholinguistischen Ansatz: Eine Therapiestudie. *Die Sprachheilarbeit*, 54, 3-17.

Weinert, S. (2002). Therapie bei Sprachentwicklungsstörungen: Forschung und Praxis. In: W.v. Suchodoletz (Hrsg.), *Therapie von Sprachentwicklungsstörungen - Anspruch und Realität* (46-69). Stuttgart: Kohlhammer.

Weissenborn, J. (2000). Der Erwerb von Morphologie und Syntax. In H. Grimm (Hrsg.), *Sprachentwicklung. Enzyklopädie der Psychologie* (139-167). Göttingen: Hogrefe.

Wildegger-Lack, E. (2011). *Therapie von kindlichen Sprachentwicklungsstörungen (3-10 Jahre)*. München: Ernst Reinhardt Verlag.

www.alpha-survey.de, Zugriff am 10. März 2013.

Zollinger, B. (1995). *Die Entdeckung der Sprache*. Bern: Haupt.

Zollinger, B. (1997). *Die Entdeckung der Sprache*. Bern: Haupt.

Anhangsverzeichnis

Anhang 1 Bestandteile der Masterarbeit

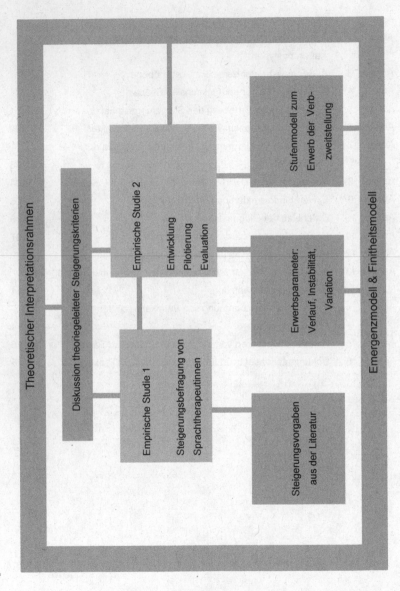

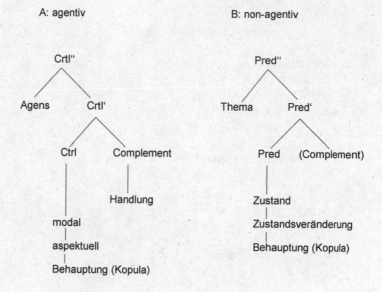

A: agentiv

B: non-agentiv

Crtl''

Agens   Crtl'

Ctrl   Complement

Handlung

modal

aspektuell

Behauptung (Kopula)

Pred''

Thema   Pred'

Pred   (Complement)

Zustand

Zustandsveränderung

Behauptung (Kopula)

Anhang 3 Äußerungsstruktur der lexikalischen Ebene (Jordens, 2012)

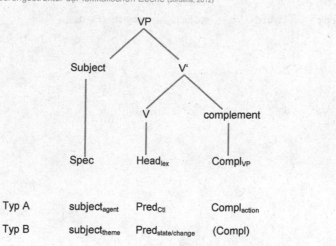

VP

Subject   V'

V   complement

Spec   Head_{lex}   Compl_{VP}

Typ A   subject_{agent}   Pred_{Ctl}   Compl_{action}

Typ B   subject_{theme}   Pred_{state/change}   (Compl)

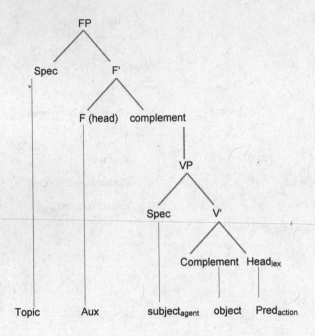

Steigerungen in der phonologischen und syntaktischen Therapie

Liebe(r) Sprachtherapeut(in),

im Rahmen meines Masterprojektes ermittle ich unter anderem, welche Kriterien zur Steigerung phonologischer und syntaktischer Therapien derzeit in der Praxis und Lehre angewendet bzw. vermittelt werden. Ich freue mich sehr, dass Sie an dieser Befragung teilnehmen. Wenn Sie Interesse an den Ergebnissen dieser Umfrage haben sollten, schreiben Sie mir gern eine Email: m.gnadt@eufh-med.de.

Vielen Dank und beste Grüße,

Mariana Gnadt

Persönliche Angaben

1   Bitte geben Sie Ihr Alter an:

_____ Jahre

2   Bitte geben Sie Ihr Geschlecht an:

O weiblich

O männlich

3   Geben Sie bitte Ihren Berufsabschluss an:

O Logopäde/in

O Logopäde/in, BA

O Logopäde/in, MA

O Patholinguist/in

O Linguist/in

O Sprachheilpädagoge/in

O Atem-Sprech- und Stimmlehrer/in

O Sprechwissenschaftler/in

O Promotion

O Sonstiges _____

4   Ich bin berufstätig, in/ an...

    O   einer sprachtherapeutischen Praxis

    O   einer Berufsfachschule

    O   einer Fachhochschule

    O   einer Universität

    O   einer Forschungseinrichtung

    O   Sonstiges _____

5   Bitte geben Sie die Anzahl der Jahre an, die Sie im o.g. Beruf tätig sind:

    _____ Jahre

6   Ich komme während meiner Tätigkeit in Berührung mit den Ebenen:

    O   Phonologie   O   Syntax   O   Lexikon

    O   Morphologie   O   Semantik

7   Anmerkungen zu persönlichen Angaben:

Steigerungen in der Behandlung von Kindern mit phonologischer Problematik

8   Bitte beschreiben Sie kurz, welche Ebenen Sie in der phonologischen Therapie
     häufig durchlaufen, bis Sie das Gesamtziel der Behandlung erreicht haben.

9   Anhand welcher Kriterien steigern Sie phonologische Therapien innerhalb
     eines Therapieintervalls?

10   Welche Kriterien müssen erfüllt sein, damit Sie ein Kind mit <u>phonologischer</u> Problematik in eine Therapiepause entlassen?

11   Welche Kriterien müssen erfüllt sein, damit Sie die <u>phonologische</u> Therapie komplett beenden?

12   Steigerungen werden vorgenommen anhand von:

	innerhalb eines Therapieintervalls	zur Einleitung einer Therapie-pause	Beendigung e phonologisch Therapie
auditiven Eindrücken während der Stunde	O	O	O
standardisierten Testergebnissen	O	O	O
Spontansprachtranskripten	O	O	O
Aussagen der Eltern bzgl. der Alltagssprache des Kindes	O	O	O

rezeptive Sicherheit des Kindes auf einer Ebene	O	O	O
produktive Sicherheit des Kindes auf einer Ebene	O	O	O

13　Sollte die produktive Leistung des Kindes ein wichtiges Kriterium für Sie darstellen,

beurteilen Sie bitte, wieviel % korrekter Äußerungen Sie hinsichtlich des erarbeiteten
Prozesses erwarten:

	zur Einleitung einer Therapiepause	Beendigung einer phonologischen Therapie
5 %	O	O
25 %	O	O
50 %	O	O
75 %	O	O
95 %	O	O

14　Anmerkungen zu phonologischen Therapien:

Steigerungen in der Behandlung von Kindern mit syntaktischer Problematik

15　Bitte beschreiben Sie kurz, welche Ebenen Sie in der syntaktischen Therapie häufig
durchlaufen, bis Sie das Gesamtziel der Behandlung erreicht haben.

16   Anhand welcher Kriterien steigern Sie <u>syntaktische</u> Therapie innerhalb eines Therapieintervalls?

17   Welche Kriterien müssen erfüllt sein, damit Sie ein Kind mit <u>syntaktischer</u> Problematik in eine Therapiepause entlassen?

18   Welche Kriterien müssen erfüllt sein, damit Sie die <u>syntaktische</u> Therapie komplett

beenden?

19 Steigerungen werden vorgenommen anhand von

	innerhalb eines Therapieintervalls	zur Einleitung einer Therapie-pause	Beendigung ein phonologische Therapie
auditiven Eindrücken während der Stun-de	O	O	O
standardisierten Testergebnissen	O	O	O
Spontansprachtranskripten	O	O	O
Aussagen der Eltern bzgl. der Alltags-sprache des Kindes	O	O	O
rezeptive Sicherheit des Kindes auf einer Ebene	O	O	O
produktive Sicherheit des Kindes auf einer Ebene	O	O	O

20 Sollte die produktive Leistung des Kindes ein wichtiges Kriterium für Sie darstellen, beurteilen Sie bitte, wieviel % korrekter Äußerungen Sie hinsichtlich des erarbeiteten Prozesses erwarten:

	zur Einleitung einer Thera-piepause	Beendigung einer phonologischen The-rapie
5 %	O	O
25 %	O	O
50 %	O	O
75 %	O	O
95 %	O	O

21   Anmerkungen zu <u>syntaktischen</u> Therapien:

Steigerungsquellen für die <u>phonologischen</u> und <u>syntaktischen</u> Therapien

22   Meine Steigerungskriterien basieren auf

- O Erfahrungswerten
- O Lehrinhalten aus der Ausbildung/ dem Studium
- O Informationen aus Fortbildungen
- O Lehrbuchmeinungen
- O Studienergebnissen/ Artikeln
- O Sonstigem _____

23   Geben Sie bitte an, aus welchen Lehrbüchern, Studien, Fortbildungen, Artikeln, usw.

Sie Steigerungsempfehlungen abgeleitet haben.

Herzlichen Dank für Ihre Ünterstützung!

Fragebogenentwicklung und Datenerhebung: Mariana Gnadt

Erstellt auf: alpha-survey.de

Umfragezeitraum: März und April 2013

Anhang 6   Modifiziertes Etappensystem des DYSTEL-Projektes

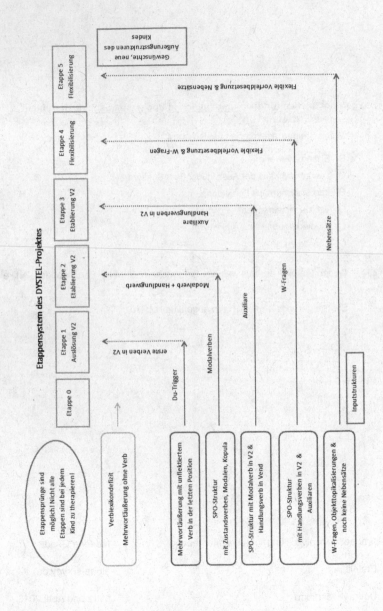

Etappensystem des DYSTEL-Projektes

Anhang 7   Entwurf des Steigerungssystems für die Therapie der Verbzweitstellung

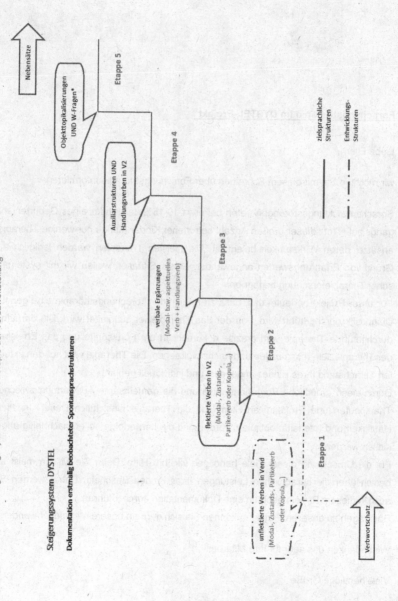

Steigerungssystem DYSTEL

Dokumentation erstmalig beobachteter Spontansprachstrukturen

Nebensätze

Objekttopikalisierungen
UND W-Fragen*

Etappe 5

Auxiliarstrukturen UND
Handlungsverben in V2

Etappe 4

verbale Ergänzungen
(Modal- bzw. aspektuelles
Verb + Handlungsverb)

Etappe 3

flektierte Verben in V2
(Modal-, Zustands-,
Partikelverb oder Kopula,...)

Etappe 2

unflektierte Verben in Vend
(Modal-, Zustands-, Partikelverb
oder Kopula,...)

Etappe 1

Verbwortschatz

zielsprachliche
Strukturen

Entwicklungs-
Strukturen

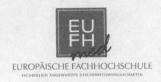 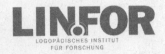

EUROPÄISCHE FACHHOCHSCHULE
FACHBEREICH ANGEWANDTE GESUNDHEITSWISSENSCHAFTEN

LOGOPÄDISCHES INSTITUT
FÜR FORSCHUNG

Forschungstherapie im DYSTEL-Projekt©

Liebe Eltern,

wir möchten Sie mit diesem Schreiben über Forschungstherapie informieren.

Sprachentwicklungsstörungen treten bei etwa 10-15% der Kinder eines Geburtenjahrgangs auf. Trotz dieser großen Anzahl betroffener Kinder gibt es nur wenige Therapieansätze, deren Wirksamkeit belegt ist. Die meisten Therapien werden lediglich auf Grund von Erfahrungswerten angewendet. Dieser Situation wollen wir mit systematischer Therapieforschung begegnen.

Für unser Projekt bedeutet das, dass zu Beginn der Forschungstherapie eine genaue Diagnostik durchgeführt wird, von der das Therapieziel abgeleitet wird. Die daraufhin durchgeführte Therapie wird präzise dokumentiert um Fortschritte und das Erreichen der Therapieziele festzuhalten und nachzuvollziehen. Die Therapie wird auf den aktuellen Sprachstand Ihres Kindes angepasst und individuell geplant.

Durch diese gründliche Vorgehensweise und die gemeinsame Auswertung zwischen Therapeuten und Projektmitarbeitern soll die Therapie hinsichtlich Dauer, Inhalten, Häufigkeit und Intensität optimiert werden und die Lernerfolge sollen nachhaltig abgesichert werden.

Für die Umsetzung dieser Ziele benötigen wir Ihre Hilfe. Denn Sie wissen meist am besten über die sprachlichen Leistungen Ihres Kindes Bescheid. Daher werden Sie auch in diesem Projekt gebeten eine Dokumentation durchzuführen.

Bei Fragen zu unseren Projekten können Sie sich gern an unsere Mitarbeiter wenden.

Wir bedanken uns sehr für Ihre Mitarbeit.

Viele herzliche Grüße

Ihr Team des LIN.FOR

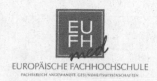 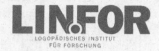

EUROPÄISCHE FACHHOCHSCHULE
FACHBEREICH ANGEWANDTE GESUNDHEITSWISSENSCHAFTEN

LOGOPÄDISCHES INSTITUT
FÜR FORSCHUNG

Einverständniserklärung der Eltern

Hiermit erkläre ich mich einverstanden, dass mein Kind (Name, Vorname)

_____am DYSTEL- Projekt® teilnimmt und

eine Forschungstherapie erhält.

Ich bin damit einverstanden, dass die in der Untersuchung erhobenen Daten meines Kindes anonymisiert in ein Forschungsprojekt des Logopädischen Instituts für Forschung (LIN.FOR) eingehen und in einer wissenschaftlichen Auswertung analysiert werden. Die Aufbewahrung der Daten unterliegt dem Datenschutzgesetz. Mir ist bekannt, dass die Teilnahme an dieser Untersuchung freiwillig ist und ich jeder Zeit und ohne Angabe von Gründen meine Einwilligung widerrufen kann. Dieser Widerruf hat keine Nachteile für mein Kind.

_____   _____

Ort, Datum   Unterschrift des Erziehungsberechtigten

Das Original dieser Einwilligungserklärung verbleibt im Logopädischen Institut für Forschung.
Eine Kopie dieser Erklärung wird Ihnen ausgehändigt.

Anhang 10 · Datenblatt der Diagnostikergebnisse

Projektname des Kindes:

Test	Untertest	Prätest		Posttest		Follow Up	
	Alter bei Testung ↓	Rohwert	T-Wert	Rohwert	T-Wert	Rohwert	T-Wert
TSVK	1: Verbargumentstruktur						
	2: Tempus						
	3: Wortstellung						
oder	4: Passiv						
	5: Bindung						
	6: Relativsätze						
TROG-D							
PDSS Lexikon/ Semantik	WV Nomen						
	WV Verben						
	WP Nomen						
	WP Verben						
PDSS Grammatik	W-Fragen						
	Unika						

Anhang 11 Übersicht Spontansprachbeispiele

Etappe	Input	...wenn diese Struktur(en) da sind (s. Steigerungstreppe):	Spontansprachbeispiele
1	Du-Trigger	Unflektiertes Verb in Vend - Handlungsverb - Zustandsverb - Modalverb - Kopula - Partikelverb - Auxiliar	Mama Brot geben. Ich Ball spielen. Der Ball Punkte haben. Ich Opa kennen. Ich da sitzen. Ich das müssen. Mama Hose brauchen. Ich schon Hunger haben. Du jetzt Eis haben. Ich da runterfallen. Maus weglaufen. Mama da hinsetzen. Papa da gekauft haben. Ich das gegeben haben.
2	Modalverben	Flektiertes Verb in V2 (SPO) - Zustandsverb - Modalverb/ aspektuelles Verb - Kopula - Partikelverb (Zustand) - Modalverb und Partikel	Papa hat Hunger. Ich mag Eis. Mama findet Oma toll. Ich muss das. Papa will das. Das geht schon. Ich bin dran. Mama ist müde. Papa hat Durst. Ich habe Nudeln. Ball liegt da rum. Mama schläft ein. Opa wacht auf. Ich muss weg. Oma soll hier her.
3	Auxiliare	Verbale Ergänzung - Modalverb + Handlungsverb - Aspektuelles Verb + Handlungsverb	Ich will da schwimmen. Mama möchte schnell laufen. Mama geht putzen. Oma kommt spielen.

4	W-Fragen	Auxiliar + Verb in Partizipform Handlungsverb in V2	Ich hab Schokolade gegessen. Papa ist gerannt. Mama hat gelacht. Ich renne auch. Mama schießt (den) Ball. Opa putzt (das) Auto.
5	Nebensätze	Topikalisierung OVS W-Fragen (mit Vollverb, Modalverb oder Auxiliar) • Was...? • Wo...? • Wie...? • Wann...? • Womit...? • Warum/ wieso/ weshalb...? • Welchen...?	Den Baum sehe ich. Kuchen isst Papa. Was isst du? Was gibst du mir? Was versteckt sich da? Wo finde ich das? Wo schläft Opa? Wo gibt es Eis? Wie hört sich das an? Wie lange spielen wir Ball? Wann kommt der Besuch? Wann essen wir Pizza? Womit spielen wir jetzt? Womit kannst du die Tür aufmachen? Warum regnet es heute? Wieso ist das Licht jetzt aus? Weshalb gehen wir schon? Welchen Ball nehmen wir? Welches Spiel spielen wir jetzt?

weitere Abkürzungen für die Auswertung des Spontansprachtranskripts

E =	Ellipse	Da vorne. Ganz schnell. Auch mitspielen.
F =	Floskel	Ich weiß das nicht. Ich bin dran. Das macht man nicht. Wo ist das? Was machst du?
I =	Imitation	...Wiederholung einer zuvor auftretenden Struktur...

Vorschläge zur Gestaltung dialogischer Freispielsequenzen

Grundsätzliche Idee:
- Dialogisches Spiel
- Situationen schaffen, in denen das Kind die Zielstrukturen äußern kann

Freispielsituationen schaffen, in denen das Kind W-Fragen formulieren kann

- Einkaufen
  - Kind und Therapeut spielen mit dem Kaufmannsladen
  - „Was kaufst du?" Wie viele Äpfel brauchst du?", „Wie viel kostet das?", „Wem bringst du den Lolli mit?", „Für wen kaufst du ein?", „Warum brauchst du fünf Bananen?" usw.

- Tiere
  - Kind und Therapeut spielen mit Bauernhof- und/ oder Zootieren, Schleichtieren, Kuscheltieren o.ä.
  - „Wo hat sich der Esel versteckt?", „Was frisst denn der Hase dort?", „Wo schläft die Kuh eigentlich?", „Welches Tier hast du aus der Kiste geholt?", „Wo ist das Entenbaby?" usw.

- Kochen
  - Kind und Therapeut spielen mit einer Kinderküche
  - „Was möchtest du essen?", „Wie viele Nudeln kochen wir?", „Was kochst du denn da?", „Wen laden wir zum Essen ein?", „Wann ist die Suppe fertig?"

Indirekte Fragen immer mal ins Spiel integrieren, z.B.:
- Frag bitte mal das Pferd, was es fressen möchte.
- Frag bitte mal die Puppe, wo sie sitzen will.
- Frag bitte mal deine Mama, für wen die ganzen Bananen sind.

Freispielsituationen schaffen in denen das Kind Auxillarstrukturen bilden kann

- Bilderbuch anschauen
  - Kind und Therapeut schauen gemeinsam ein Bilderbuch an und überlegen, was dort gestern geschehen ist
  - Das Kind ist hingefallen.", „Die Oma hat Eis eingekauft.", „Der Bär hat in der Höhle geschlafen.", „Das Mädchen hat bunte Blumen gepflückt.", „Die Maus hat den Bären besucht." „Ui, der hat sich gefreut!"

- Vom Wochenende, dem Besuch der Oma, besonderen Aktivitäten o.ä. erzählen
  - Kind und Therapeut unterhalten sich über Erlebtes
  - „Ich bin Fahrrad gefahren!", „Wir sind auch in den Zoo gefahren.", „Da haben wir Tiger angeguckt." „Ich habe Esel gefüttert."

Freispielsituationen schaffen in denen das Kind Handlungsprädikate in 2. Position produzieren kann

Beispiele:

- Bewegungsparcours
  - Kind und Therapeut stellen sich gegenseitig „Bewegungsaufgaben"

- „Du springst über den großen Fluss!", „Du gehst jetzt über die Kroko-dilsbrücke.", „Ich schleiche wie eine Schlange", „Du hüpfst wie ein Frosch!", „Ich fliege wie eine Biene!", „Du schwimmst bis zum Fenster."

- <u>Bilderbuch anschauen</u>
  - Gemeinsam spannende Sachen entdecken, die gerade passieren
  - „Oh nein, der Mann fährt viel zu schnell!" „Er baut gleich einen Unfall." „Die Frau hilft ihm bestimmt." „Sie ruft einen Krankenwagen."

Elizitierungssituationen schaffen in, denen das Kind mit <u>Nebensätzen</u> antworten kann

Beispiele:

- <u>Autos</u>
  - Kind und Therapeut spielen mit den Autos, einer Parkgarage, einem Straßenteppich o.ä.; durch die Fragen der Therapeutin bekommt das Kind die Gelegenheit, Nebensätze zu produzieren
  - „Warum fährt das Auto in die Garage?" → „Weil es sonst nass wird." „Wann kann ich fahren?" → „Wenn ich die Ampel grün ist."

- <u>Fußball</u>
  - „Wann darf ich schießen?" → „Wenn ich im Tor stehe." „Bis wann muss ich denn warten?" → „Bis der Schieri abpfeift." „Was befürchte ich jetzt wohl?" → „Dass ich ein Tor schieße!!"

Anhang 13 Auswertungsblatt zur Evaluation der Therapieeinheiten und Steigerungseinschät-

Name des Kindes:

Strukturen	Qualitative Auswertung der Spontansprache								
Datum TE Nr. Etappe	D / T	D / T	D / T	D / T	D / T	D / T	D / T	D / T	D / T
2! Infinites, finales Prädikat · Partikel · Handlung · Zustand									
2! Finites, initiales Prädikat · Zustand / Zust. veränderung · Behauptung: Kopula · Modalität (Crtl)									

111

Datum	D / T	D / T	D / T	D / T	D / T	D / T	D / T	D / T
2! Modal & Komplement								
· Modal + Bewegung								
· Modal + Aktion								
· Variation der Crtl								
! Auxiliar & Handlung								
! Auxiliar & Zustand								
! Bewegungsprädikat in V2								
! Aktionsprädikat in V2								

! Objekttopikalisierung

! obj. forderndes W-Fragepronomen

Verbklassen	Beispiele

Handlungsverben: Agent
· Einfluss auf Sit. nehmen
  dynamisch
· Ausführender der Handl.
· Kontrolleur/ Verursacher/
  Bewegungsträger
	legen, setzen, stellen, fällen, geben, lesen, losmachen, aufessen, haben, gehen, klettern, schwimmen, putzen, spielen, werfen, zeigen, machen, hauen, malen, fahren, holen, raten, schreiben, suchen, decken, kaufen, sagen, wandern, singen, schaffen, bauen

Zustandsverben: Objekt · Sit. ausgesetzt sein · nicht unter Kontrolle des **Handelnden** · worauf bezieht sich Handl.? · Wahrnehmender/ Besitzer	liegen, haben, fallen, gehen, sitzen, mögen, kennen, toll finden, stehen, schlafen, wohnen, sein, bekommen, aufwachen, heißen, brauchen, finden, lassen, werden, wissen, hängen, kriegen, gehören, passen, frieren, regnen, wachsen, ähneln, besitzen, begegnen, sterben, umfallen, erfrieren, schwitzen, arbeiten, altern, atmen, behalten, blühen, sich ärgern, interessieren, fehlen
Modalverben	können, möchten, wollen, müssen, sollen, mögen, dürfen, (brauchen)
Auxiliarverben (Hilfsverben)	haben, sein, gehen, machen (tun), werden
Prädikatsvorläufer/ nicht verbales Prädikat, z.B. Partikel	selbst, aus, hier, auf, aus, in, an, auch, jetzt, nicht, zu, rein, ab, durch, mit, nach, um, ohne, schon, nicht, her, hin, dahin, runter, bei, hinter, nach, über, unter, vor, fest, frei, hoch, los, wieder, fort, heim, dahin, daher, dabei, herein, voraus, vorbei, zurück, vorweg, abwärts, fern, fest, frei, glatt, gut,…
Partikelverben	saubermachen, dareintun, anziehen, aufblasen, hineintun, Tormachen, abtrocknen, fertigmachen, abhalten, ausreisen, teilnehmen, hinausgehen, aufheitern, hingehen, durchkrabbeln, wegnehmen, anstellen, auftreten, festmachen, fernsehen,…
Kopulaverben	sein, werden, bleiben (schmeckt, klingen, heißen, aussehen, gelten, scheinen, dünken: ähnliche Fkt. wie Kopulaverben)
aspektuelle Verben	geht, kommt, tut

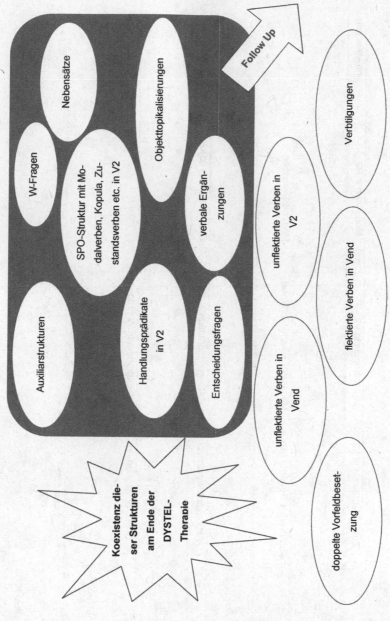

Koexistenz dieser Strukturen am Ende der DYSTEL-Therapie

Auxiliarstrukturen

W-Fragen

Nebensätze

SPO-Struktur mit Modalverben, Kopula, Zustandsverben etc. in V2

Objekttopikalisierungen

Handlungsprädikate in V2

verbale Ergänzungen

Entscheidungsfragen

Follow Up

unflektierte Verben in Vend

unflektierte Verben in V2

flektierte Verben in Vend

Verbtilgungen

doppelte Vorfeldbesetzung

Anhang 16 Dokumentationsentwurf für die Anwendung im Praxisalltag

	Zustandsprädikat in V2	Kopula in V2	Modalverb in V2	Anmerkungen
Etappe 1				
	Modalverb + Bewegungsprädikat	Modalverb + Aktionsprädikat	Modalverbvariation	
Etappe 2				
	Aktionsprädikat in V2	Bewegungsprädikat in V2	Auxiliar + Aktionsprädikat	Auxiliar + Zustandsprädikat
Etappe 3				
	Objekttopikalisierung	objektfordernde W-Frage		
Etappe 4				
	Nebensatz			
Etappe 5				

Printed in the United States
by Bookmasters

Printed in the United States
By Bookmasters